「ヤング式自然療法」

小腸デトックスで腸活

～腸の宿便とりで潜在体力を上げる～

著者　楊　仙友
（Young Senyu）

～小腸は人体の免疫機能の中枢を担う
腸が元気だとどんなウィルスも怖くない！～

巷には、健康に関する情報が溢れかえっており、**どれを信じていいのか分からないのが現状**です。様々な手技、道具や器具を使っての療法、健康器具の通信販売など挙げるとキリがありません。そして、その施術を受けたり機器を使うと、一時的によくはなるかもしれませんが、暫くすると、元に戻り、また施術の繰り返しになります。

不調の原因（間違った食習慣、生活習慣、ストレス、腸内環境、便秘による毒）を改善しないと、血液の汚れが取れないので真の健康は取り戻せないのです。それには、**根本的に腸の免疫機能を高め、血液をきれいにすること**です。

初めまして、腸もみ創始者のヤングです。

私の人生は腸を整えてからガラッと変わりました。まずは不調だらけだった体が健康になり、頭が冴え、前向きに物事を考えられるようになりました。85歳の今でも1日中働くことができ、薬や病院に頼ることなく、体に不自由なところがありません。80歳の時には45歳年下の奥さんをもらい、ますます楽しく、やりがいのある日々を過ごしています。

この本は、誰でも取り入れたら腸が整い、健康を取り戻し、人生がウンと良くなる秘訣が載っています。

ここ数年で小腸への関心がどんどん高まっています。小腸に関してもNHKで特集が組まれ、小腸に関する書籍も出てきました。今までは小腸は食べたものの消化吸収を担う役割が大きく知られてきましたが、最近ではそれ以上の役割が解明されています。

この本は、小腸もみと食事改善でどのように体が変わるのかをお伝えし、医療や他人に頼らずとも自分の力で健康になれる仕組み（体は条件がそろえば自分で改善させる仕組みを持っている）を知ってもらうために書きました。

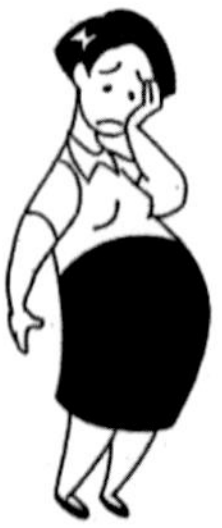

そして一人でも多くの方が実践され、今以上に健康に、充実した日々を送るためにお役に立ちましたら幸いです。みんなが元気になったら医療費の削減にもなりますね。この療法が世界中に広まったら、考えが変わって何が本当の幸せかを知り、戦争もする必要がなくなり、飢餓もなくなります。

地球が本当の楽園に戻るのを私は目指しています。

あちこちで「腸」や「便秘」についての情報を見聞きしますが、**本当のことが知らされていません。**ですから、読み進んでいただくと「これは今までの常識と違うな」と感じられることがあると思います。私が50年間様々な不調や病気で悩んでいたクライアントと共に、一喜一憂しながら良くなっていった体験をもとに書いているからです。現代医学と栄養学学者が良いというものと、私たちの体に良いというものが違うということを知

ってお いてください。
この本で一番伝えたいことは「生活習慣病」の真の原因と改善策です。生活習慣病は細菌性の病気ではなく毒素による病気です。その毒素は間違った食べ物や小腸の汚れ「宿便」から発生し血液を汚します。**不調や病気の原因のほとんどは「血液の汚れ」が原因です。**

小腸の汚れを作るのは、主に「肉・魚・卵・乳製品などの動物性食品、加熱した穀類や野菜」です。

急に長年食べ続けている食べ物や食習慣が腸に良くないと言われ、腑に落ちないのは当然です。人間の体には自然のものしか合いません。人間が手を加えれば加えるほど体に合わなくなります。栄養学では火を通したものと生のものの区別がありませんが、人間の体はこれをはっきり区別しています。人間の頭で考えることと「実際」は違うのです。

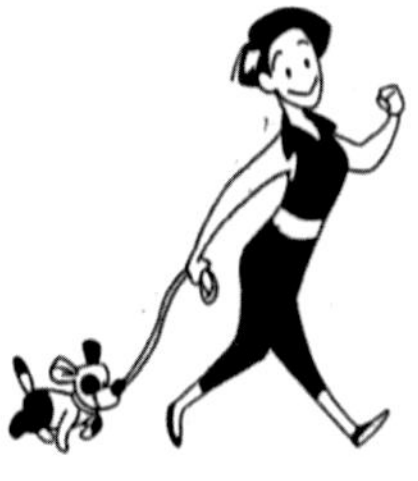

私のもとには様々な不調やご病気の方がいらっしゃいます。ほとんどの不調や病気の原因は血液の汚れからくるものなので、癌も膠原病も小さな症状も実践することは同じです。

小腸をもむ。小腸内にすでに溜まっている毒素（滞留便・宿便）を出すためのハーブを飲む。食べ物を「生野菜・生穀物・生水」中心に変える。この三つです。

これだけで腸がきれいになり、血液がきれいになり、不調や病気が消えていくのです。腸とは一見関係のない不調も消えていきます。骨も再生されます。あなたが本来持っている自己治癒力を発揮させるからです。

良くなった後も実践を続けると「潜在体力」が出てきて、**病気になる前より体が元気になります。免疫力も高まり、心も強くなります。それが私の目指す本当のゴール**です。もともとの体質だとあきらめなくて良いのです。

「治るようにするから治る。治らないようにするから治らない」

真実はいつもシンプルです。あなたがいくら努力をしても間違った方法を続けていたらあなたの体は良くならないのです。

健康があなたの一番の財産です！　健康を維持するためにも今から始めましょう。壊してから治すこともできますが時間と費用が何倍もかかりますから今からすぐに始めてください。

生涯、健康に生き生きと過ごしたい方、全国のヤング式小腸ヨガサロンがそんなあなたをサポートします。

２０２０年5月吉日

楊　仙友　（Young Senyu）

編集者より

本書の編集に当たり、今まで聞いたことのない内容であるため、著者からの聞いた話だけでは編集はできないと考え、自分も体験することにしました。**ヤング式を実践するに当たっての一番の抵抗感は、（特に病気でもない私が）これまでの食事を変えること**にありました。

特に、２つの不安がありました。

1、生穀物＋生野菜＋沸騰させない水だけでは、食事の楽しみがないではないか？

2、大好きなお酒を止めることができるのか？

ヤング先生は、「一食は生穀物＋生野菜、もう一食は好きな物を食べていい」、お酒については、「無理に止める必要はない。やり始めると宿便が取れだし、生穀物・生野菜食を始めると、だんだんおいしくなくなりますから…」と言われ、これならできるかなと思いました。

初日に、腸もみをうけ、宿便デトックスハーブを飲むと、その効果は絶大で今までにない量の宿便が排出され、その量に驚きました。腸もみを受

ける と、体が温かくなり、施術を受けていると眠くなりました。1週間で4kg程体重が減り、下腹部が凹みました。睡眠が深くなり朝の目覚めも良く、体の調子が良く、集中力が上がるのを感じました。

食事は、半分は生野菜と生穀物、半分は自由な食事。半分は楽しめるので、抵抗なく入れました。とはいえ、生野菜を切って、塩・胡椒、アマニ油、しょう油を掛けて食べていましたから、だんだん飽きてきました。そこで、奥様の美砂子さんに、いくつかのレシピを教えて頂き、バリエーションが増え、飽きずに継続できています。

最初の二週間は、紅茶や麦茶などの加熱した水分を飲んでいました。すると、肌がカサカサになってきたので、**加熱していない水を飲みはじめると、肌のカサカサもなくなりました。**

お酒は、2~3日経った頃から、なぜか量が減りだし、一杯で充分でそれ以上飲みたいと思わなくなってきました。今は始めてから三か月が経ちますが、焼酎かワインを一杯か二杯で充分になりましたし、飲まない日も半分くらいになりました。付き合いで、今まで食べていた食事やお酒を飲んだ翌日は、ヤング式を始める前以上に体がだるく、目覚めも悪く、便の色も臭いも違うことには驚きました。本当に体の反応は正直です。体の調子は良く、仕事に支障をきたすことなく毎日宿便が出て、寝つきも目覚めもよくなり、「潜在体力」が上がってきているという実感があります。ヤング先生がおっしゃるとおりに、まず三か月でもやってみると、ご自身の体で「ヤング式自然療法」の価値が分かります。

「寝たきりの人」が世界で一番多いのが日本です。「長寿の国ニッポン！」と知られていますが、残念なことに、これが健康な状態の長寿ではないのです。医療技術と薬品開発による生命維持がこの結果なのです。

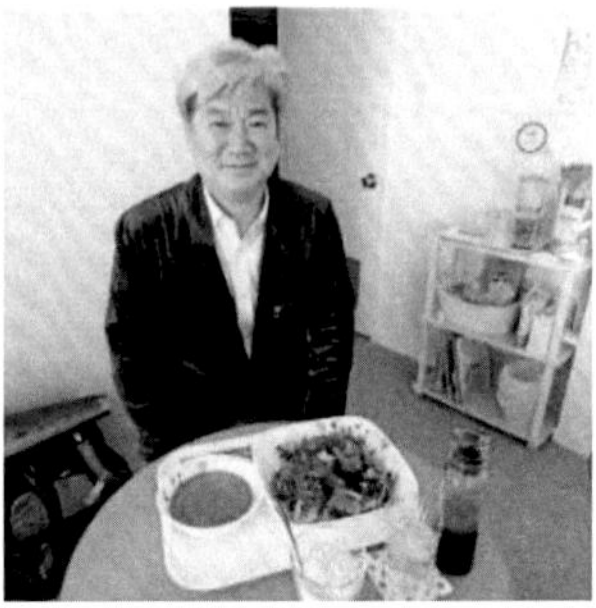

私は、ヤング式自然療法は「健康な状態で長寿」に導く最善の方法であると、確信をもちました。

万代宝書房代表・ジャーナリスト　釣部人裕

「ヤング式自然療法」

小腸デトックスで腸活

〜腸の宿便とりで潜在体力を上げる〜

もくじ

第2章 「ヤング式自然療法」

第3章　実践者の声

第1章　現代医学ではわからない病気の根本原因

◆医療大特集「便秘は死と直結している」

「便秘で死ぬの？」と、

この見出しに驚いた方もいると思います。この見出しは、この本を書いている最中の２０２０年２月２２日発売の『週刊現代』にある８頁に亘る医療大特集の大見出しです。丁度執筆中のタイミングでしたので、何をどこまで書いてあるか、興味津々で読ませて頂きました。

あらためて、見出しを紹介しましょう。

大見出し
医療大特集　「出ない」は病気の知らせ
便秘は死と直結している

リード文
薬を飲んでも、予防効果のある食品を摂っても、なかなか治らない高齢者の便秘。そ

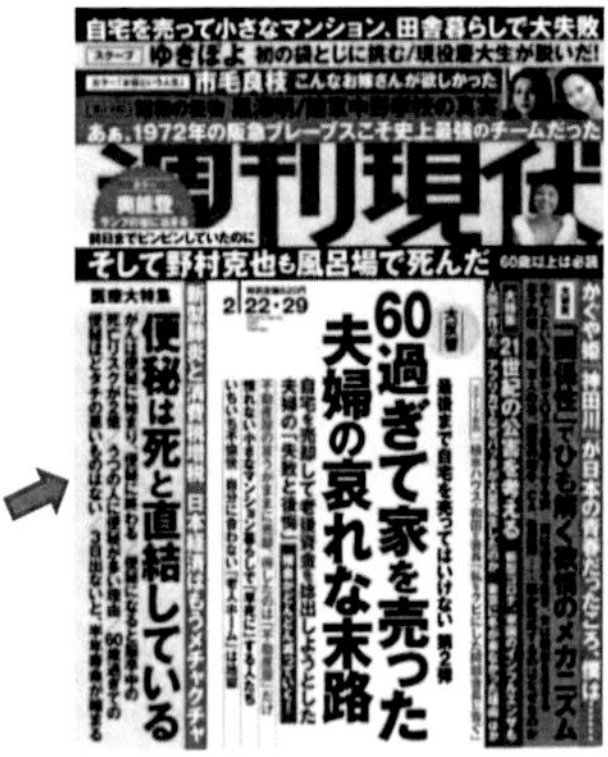

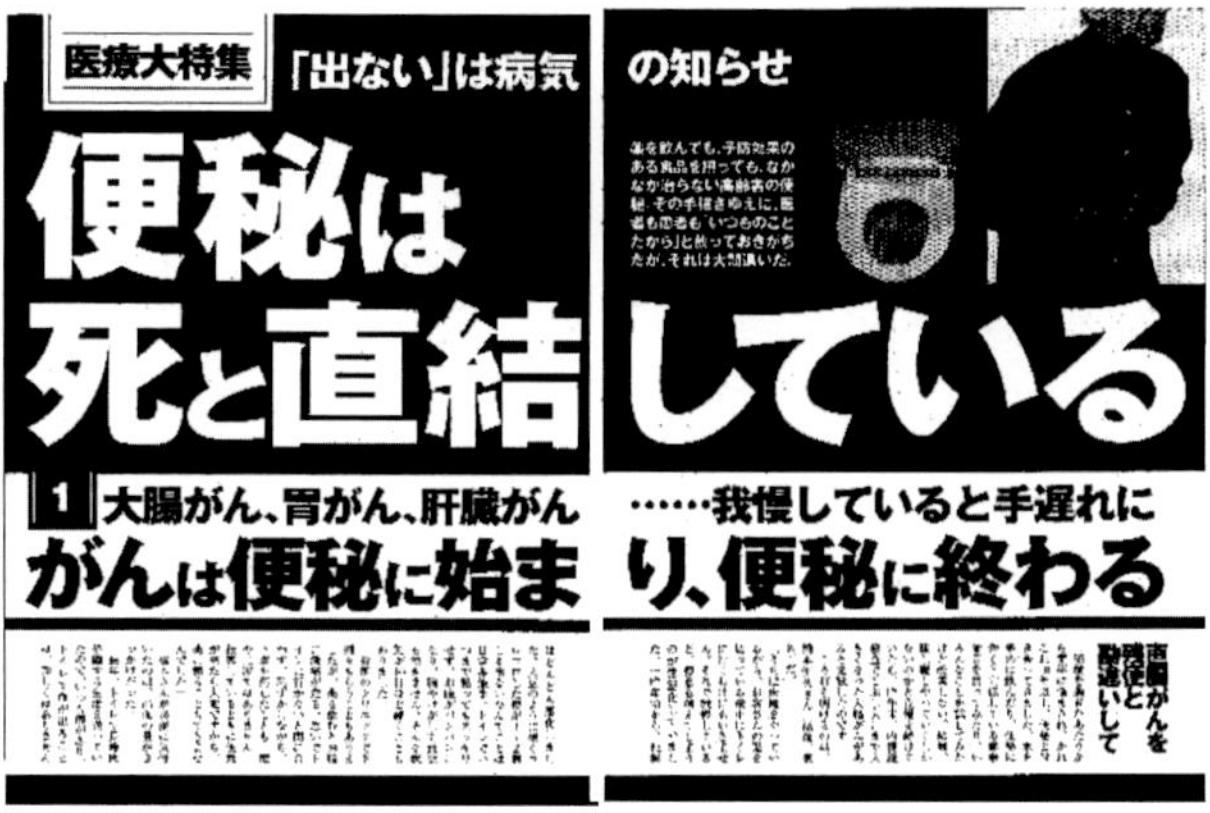

医療大特集　「出ない」は病気の知らせ

便秘は死と直結している

薬を飲んでも、予防効果のある食品を摂っても、なかなか治らない高齢者の便秘。その手強さゆえに、医者も患者も「いつものことだから」と放っておきがちだが、それは大間違いだ。

1　大腸がん、胃がん、肝臓がん……我慢していると手遅れに

がんは便秘に始まり、便秘に終わる

直腸がんを残便と勘違いして

の手強さゆえに、医者も患者も「いつもだから」と放っておきがちだが、それは大きな間違いだ。

中見出しと小見出し

1、大腸がん、胃がん、肝臓がん、……我慢していると手遅れに
　がんは便秘に始まり、便秘に終わる
　直腸がんを残便と勘違いして
　抗がん剤で便秘が悪化

2、血圧上昇、動脈硬化でプッツン
　便秘になると
　脳卒中の死亡リスクが2倍
　生活習慣病の原因に

3、腸と心は密接につながっている
　うつの人に便秘が多い理由

4、消化できない、いきめない

60歳を過ぎての便秘ほどタチの悪いものはない
発熱、低血圧、多臓器不全

5、お腹に毒が溜まっていく
3日出なければ、半年寿命が縮まる
下剤の飲み過ぎにも注意

刺激的な恐怖を煽るような見出しです。しかし、その内容は、現象論的には概ね間違ってはいません。でも、とても大切なことが3つ書かれていませんでした。それは**便秘の定義の勘違い、便秘の根本原因、その解決方法**です。

正直申し上げて、この3つのことが書かれていないと、恐怖を煽るだけの記事であるとの批判は受け入れざるを得ないと思います。

代わりという訳ではありませんが、私がこの3つについても、本書を通してお答えいたします。

◆便秘の定義が間違っている！

ちなみに、**便秘はネットなどで調べてみると、「本来体外に排出すべき便を、十分量かつ快適に排出できない状態」と定義されますが、十分量も快適も明確にされていない、訳の分からない定義です。**

ですので、一日に一回便通があれば、便秘ではないと思っている方がいます。一日3回食べる私たちの食事の量と間食の量を考えてみてください。3食分食べた量が便に出るには、最低直径約2～3㎝、少なくとも40㎝以上のものが出てくれないと3食分が出たとはいえません。**一日1回出ていても便秘の人はいます！**

食事と食事の間には、数時間の間隔があいています。そうすると、食べた物は胃に入った後、順次、小腸や大腸に送られていき、便になっていきます。その便は、食べた時間に間隔があるように、便通も間隔があくのが当然になります。間隔をあけて3回食べて、便だけが3回分が1回にまとまって出るというような都合のいいことはありません。一日3回食べていて、1回しか便が出ていないとしたら、便秘といえるのです。一日3食なら、3回便が出ていないと便秘です。

仮に便が出ていたとしても、**火を通して調理したものを食べるとそれ相応の量が毎日小腸に残留すると考えられます。**これが50歳になると50年溜まった宿便は最低5kg、大きな体の方なら7～10kg位にはなるはずです。

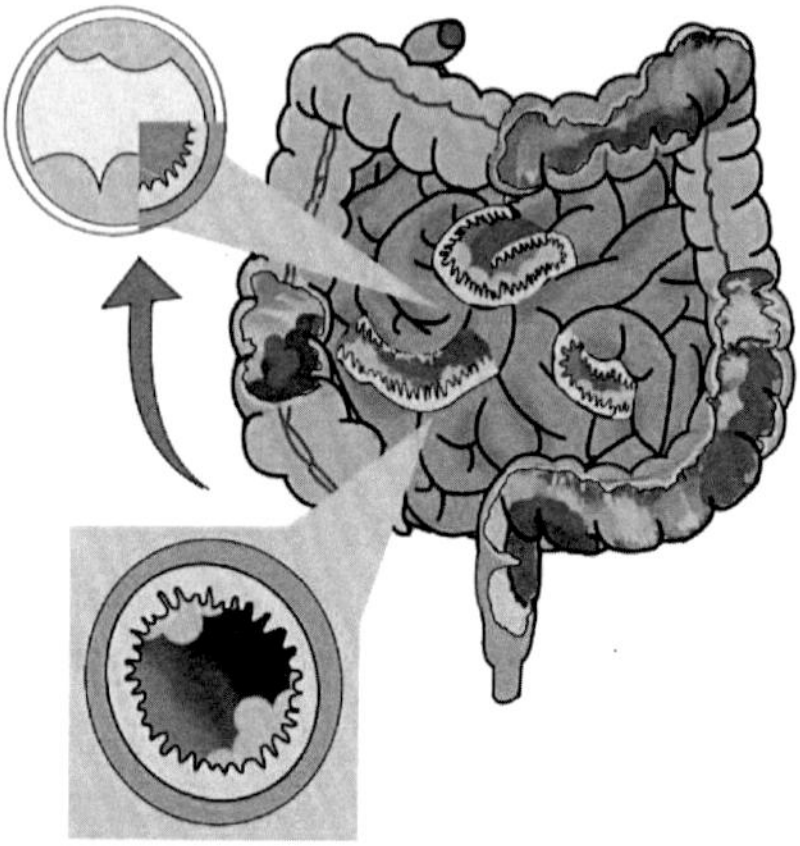

こうなると肩こり・腰痛・偏頭痛・花粉症・生理痛・不眠症・膠原病など様々な症状、成人病を起こす重要な原因になると考えられます。宿便を出しながら前記の症状が弱まって、最後にはその症状がなくなるのです。**私の50年の経験からしたら間違いなく95％の人が同じパターンで体調が良くなっている**のです。

◆現代病の原因は体内で発生した毒素による血液の汚れ

昨今、癌はもとより、急激に認知症やアルツハイマー型認知症、うつ症状、不眠症、子どもにおいては、多動性障害、発達障害（ADHD）、アトピー性皮膚炎、**皮膚アレルギーも増加の一途をたどっています**。これら現実を受け入れたとき、国民にとって**病気予防が必須**となります。

野生動物や魚、昆虫などに医者はいません。彼らは飢えや外敵に襲われて死ぬことはあっても、病気で死ぬことはほとんどありません。自然の治癒力と本能に頼って生き抜いています。人間も、本来病気にはならないはずなのです。病気で死ぬのは、人間が恣意《しい》的に環境（食生活を含む）を変化させた動物園の動物とペットと人間だけです。

現代医学の主流は、病気の原因が私たちの体（細胞）の側にあるという考え方をしていません。薬で病気を治そうという考え方です。そのような教育を受けた多くの医師たちは、薬を中心とした医学、治療法を行っています。しかし、**現代病はほとんどが腸内で発生した毒素による血液の汚れによる病気**です。

◆宿便は本当にあるの？医学が宿便を認めない理由

長い時間をかけて小腸に少しずつこびりついた便や老廃物のことを宿便といいます。この宿便、どんな健康な人でも腸内に５kg以上こびりついていて、消化や代謝に悪影響を与えています。腐った宿便がヘドロのように張り付いていると、健康に様々な悪影響を与えます。しかし、**現代医学は宿便を認めません。**

試しに、フリー百科事典『ウィキペディア（Wikipedia）』で「宿便」を検索してみて下さい。「定義」の項にはこうあります。

> 消化管運動の異常により便が排出されず大腸内に滞留している状態。国語辞典には、「宿便：排泄されないで長い間、腸の中にたまっているふん便」等と記載されているが、宿便は医学の専門用語ではない。健康法や健康ビジネスに関する一部のウェブサイトや書籍では、便秘でない人も含めて古い糞便が３kg～５kgも腸壁にこびりついていたり、腸の湾曲部に滞留したりしていると主張し、それを「宿便」と呼んで、デトックスに

よる排出を勧めるものがある。これに対して、そのような意味での宿便は大腸の内視鏡検査やX線撮影でも確認できず、医学的にはあり得ない。

実践すると明らかに宿便は出てくるのに、現代医学では宿便は無いものになっているのです。医師は「宿便はない」と言います。それは消化の過程で小腸を流れるものは「栄養物」「未消化物」という名称で、大腸へ運ばれてくると「便」という名称になるというのも一つの理由です。小腸内に流れているものを「便」とは呼ばない。しかし、ドロドロの栄養物の一部は小腸内に残り、さらにそこを後からの栄養物が流れて上塗りされていくのです。

小腸は6〜7メートルの肉のホースです。水を流すホースを6〜7メートル用意して豚骨ラーメンをミキサーにかけたドロドロのものを日に3回、流すとします。時々水を流すにしても少しずつラーメンのドロドロの液がホースの内壁についていきます。何度も繰り返すと汚れの層が厚くなっていきます。**小腸内にも毎日食べたものの未消化物が少しずつ塗り固め**

られていくのです。時間がたてば腸に炎症も起こり、腸もみをすると痛いところや硬いところがあるわけです。

ところが食事を変え、腸をもみ、宿便デトックスハーブを飲んで一日3〜4回排便していくと、前は痛かった部分がいくら押しても痛くなくなったり、硬いしこりがなくなったり、硬い腹筋が柔らかくなったりと変化していくのです。同時に今までの不調や症状が軽減されていくので、不調や病気の原因が小腸内のその汚れ、宿便を出すことで良くなっていくという話も納得がいくでしょう。

なお、私が本書で使う「宿便」という語句は、「胎便」「小腸内に残った残留物」「絨毛や腸壁にこびりついている老廃物」などを含めており、大腸に溜まっている物だけではないのでご理解ください。

◆肉と魚を食べるとお腹に毒が溜まっていく

日本では、癌は1981年以来、死亡原因の1位の座を占めています。**癌で亡くなる女性でもっとも多いのは、大腸癌**だということをご存知でしたか？　死因のトップは男性が肺癌（大腸癌は3位）、女性が大腸癌です。女性は、40歳代では乳癌、子宮癌、卵巣癌の死亡が多くを占めますが、高齢になるほどその割合は減少し、消化器系（胃、大腸、肝臓）と肺癌の割合が増加しています。

元々、日本人には胃癌が多く、欧米人には大腸癌が多いといわれてきました。ところが近年、日本でも男女ともに大腸癌死亡者数が増え続けています。

これはどうしてでしょうか？

最も大きな原因として考えられるのは、日本人の食事の変化による影響です。通常、癌の原因は環境汚染、農産物の汚染、食品添加物や喫煙、ストレスなどをあげられますが、医学では真の原因は究明されていません。そ

れよりはるかに強い猛毒が体内で発生し、その毒素が血液に入り各細胞を弱らせ癌へと成長するという事実を知りません。

私たちの腸、特に小腸に溜まっている**動物性を含んだ宿便から出る毒が一番強い猛毒**です。肉・魚を食べて作った宿便は、野菜や穀物を食べて作った宿便より、はるかに強い毒を含んでいます。

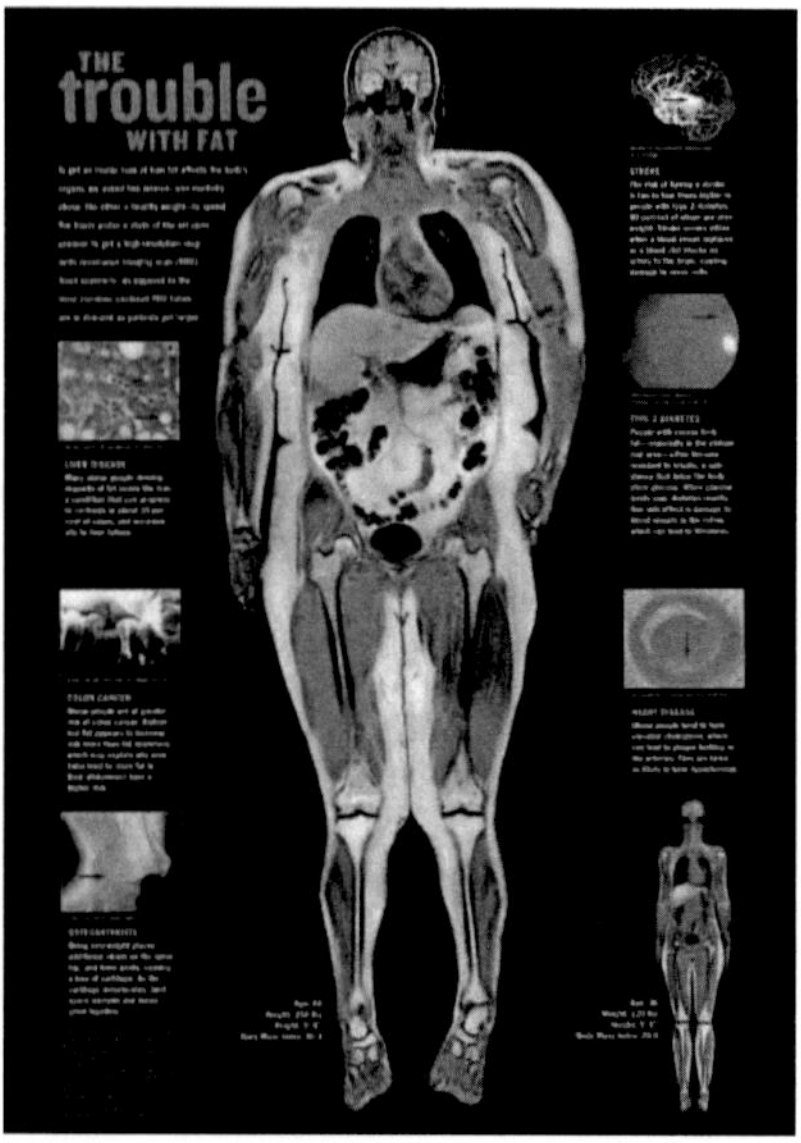

『ナショナルジオグラフィック』（2004年8月号）より引用。お腹の小腸部分に黒く映った物体は宿便。宿便が全部黒い便かといえば、黒くない便もある。

　人間の体内から癌の細胞を取り出して培養し、それに加熱処理した食物を与える限り、その癌細胞は増殖を続けるが、生の食物を与えるとた

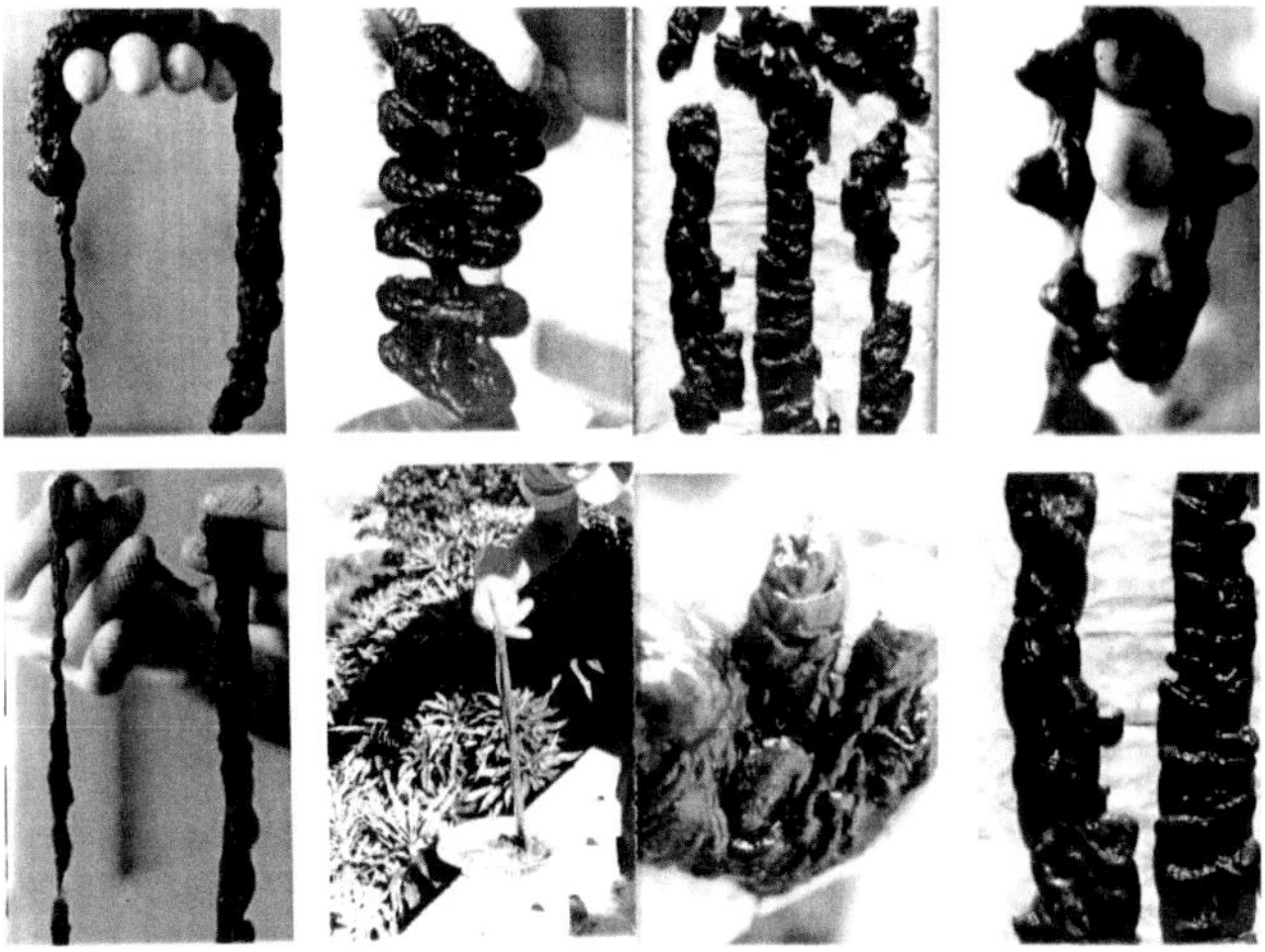

宿便の画像（『汚れた腸が病気を作る』より引用）

ちまち死んでしまうという説があるのです。

私は以前より、マクロビオティックや菜食者でも癌や病気で亡くなる方がいるのは、野菜や穀物でも加熱すると腸内に溜まりやすく腐敗して毒素を発生する点と、すでに溜まった小腸内の宿便を出さないことが原因だと思っています。

◆生まれた赤ちゃんの大きなお腹には胎便がぎっしり

宿便は、いつから私たちの体に溜まり始めるのでしょうか？

実は、私たちは生まれる前から小腸に宿便を持っていたのです。女性が妊娠したら5か月ごろ胎児に腸が形成され、母体から栄養をへその緒を通して補給され、この栄養は胎児の腸に入ります。この栄養は100％吸収可能な純粋な栄養ではありません。母親の多くは大量の動物性食品、化学調味料や添加物も摂ってきています。胎児はお腹にいる時からへその緒を通して、汚染物も含まれる栄養を腸で消化し、良質でない栄養も吸収して成長します。この消

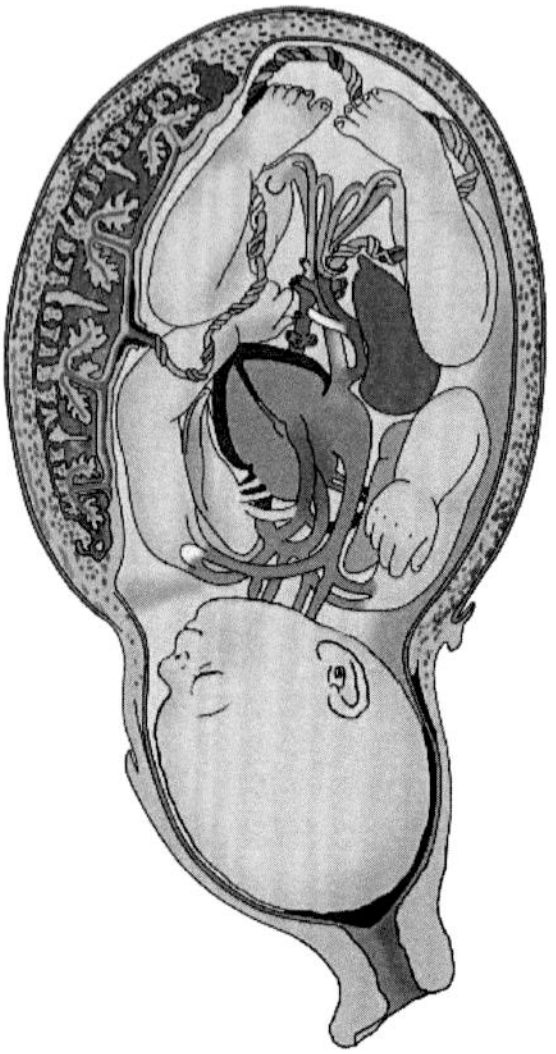

化作用の際に腸内に便が溜まります。赤ちゃんは羊水の中に便を出すことはできないので腸に溜まっていきます。これが「宿便」の始まりです。これを**「胎便」**と呼びます。

胎児は、胎便をお腹に溜めたまま生まれます。生まれたばかりの赤ちゃんは何も飲んだり食べたりしていないのにお腹が異常に大きいです。これを不思議に思ったことはありませんか？　その中には一日5回から7回くらい、約2か月排泄する量の胎便が溜まっています。

この胎便を生まれてからきちんと排泄できている方はほとんどいません。

なぜかというと、胎便を出せるようになる工程を踏んでいないからです。赤ちゃんの胎便を出すには、**母親が生穀物と生野菜、生の水を飲んで生活をし**、生まれた赤ちゃんに一番初めに出る初乳を飲ませ、それから母乳を続けて飲ませると一日5～7回くらい、2か月ほど胎便が排泄されます。こうすると、親子そろってものすごく健康です。これら一連の流れは、私の実の娘の出産・成育で体現済みです。

生後すぐ、排泄されるべき胎便は後になって歳月が経つほど猛毒になります。この汚染された栄養が奇形児や赤ちゃんの頃からの病気の原因にもなります。穀物、野菜、動物性を含む食事は、熱を加えて調理をすると様々な栄養が破壊され、生のものとは全く違う物質になります。これらを食べると一部は排泄されますが、その一部は腸に溜まり、これが十年後、二十年後、五十年後には相当な量になり、スリムな大人でも5kgの宿便を抱えています。

◆3歳児の5人に一人が便秘で通院？

妻の美砂子さんが、保育園で給食を作る仕事をしていた時の体験です。園児のトイレから泣き叫ぶ声が聞こえることがありました。先生に聞くと年中さんの女の子がひどい便秘でウンチに行ったけどおしりが痛くて泣いていたとのことでした。**普段何を食べるのか、その子のお母さんに聞いたところ普段から外食が多く、「寿司、カレー、ハンバーグがこの子好きなのよぉ♪」と話されました。**

これは、美砂子さんの体験が特別ではないことは、小さなお子さんがいる方はわかるはずです。今は、子どもの便秘症は珍しいことではありません。3～8歳の2割が便秘症との調査結果もあります。また、都内の小学校で調査したところ、約30％の子どもが便秘または便秘気味で、さらには便が1週間に1回しか出ないという子も全体の10％ほどいたそうです。昔に比べ、明らかに便秘の子どもは増えています。

便秘の子どもが増えているのは、残留胎便を出し切らないまま、肉や魚、火を通した穀物や野菜、加工食品を摂ってできた母乳を飲み、その後も、同じような食事を摂っているからです。

子どもの便秘は、お母さんが「腸に良い食事」を学んで、一緒に食べて、お母さんがお子さんのお腹を撫でたり小腸を軽くもむことで解消されていきます。お子さんが便秘ならお母さんも便秘に悩む方が多いです。腸に溜まりやすい食事を一緒に食べているからです。この機会に親子で一緒に変わりましょう。お腹が重かったり、調子が悪いとヒステリックやぼう〜っとした状態になります。お腹が楽になると気持ちが良くなって、頭も冴えて朗らかに育ちます。

「子どもの運命は常にその母が創る」とナポレオンが言ったそうですが、女性は、家庭で、子どもや夫の食、さらには親の食にも関与することが多いと思います。食事や生活習慣において、一家のリーダ的存在であり、オピニオンリーダーだと思います。お母さんの正確な知識の有無が、お子さんや家族の健康に大きく関係しますので、女性には、食事に対する正しい知識を持ってもらいたいと思います。

◆私たちの体は一〇〇%食べたものでできている

私たちの体は60兆個もの細胞でできているといわれています。この細胞は古いものから新しいものに入れ替わる新陳代謝をしています。新陳代謝の期間は部位によって異なります。肌は28日間、心臓は22日間、胃・腸は5日間、また筋肉や肝臓などは約2か月間で、骨は3か月間ほどで再生するとされています。血液は100~120日間ですべて入れ替わるそうです。ということは、**人間の身体は3か月もするとまったく新しく生まれ変わるのです。**

人を良くすると書く「食」の改善が、健康、つまり本来の自分の身体と意識に戻るまでの最初の一歩であり最大の一歩だと思います。日本の漢字や言葉は、うまくできています。

細胞というミクロの世界から考えると、病気の原因は、すべて細胞の機能が低下して起こります。病気にならない方法は、薬を飲んだり病院に通ったりすることではありません。良いものを食べれば、良い体と心ができます。悪いものを食べれば、悪い体と心ができます。

現代医学の父「ヒポクラテス」はこのようなことを言っています。

・「すべての病気は腸から始まる」
・「健全なる体を心掛ける者は完全なる排泄を心掛けねばならない」
・「汝の食事を薬とし、汝の薬は食事とせよ」
・「食べ物で治せない病気は、医者でも治せない」
・「食べ物について知らない人が、どうして人の病気について理解できようか」

これからは真の医療「ヒポクラテス医学」が、人間の健康を保つように働きかける時代になりました。ヒポクラテス医学を基にしたのが**「ヤング式自然療法」**です。

体は良くなる条件がそろえば病気を自分で治すもの、健康は自分でコントロールするものなのです。

◆何が「潜在体力」の発揮を妨げているのか？

夕方になるとクタクタに疲れていて、帰ったら、何にもやりたくない…。休日はひたすら眠っていたい。家族サービスする余裕がない…。

潜在意識という言葉は知られていますが、体力にも、まだ使われていない潜んでいる体力、温存している体力があることはあまり知られていません。今の状態が体の機能をフルに使えているとも思えません。腸と食事を改善すると驚くように体は軽く睡眠時間は短く済み、いつも頭が冴え、やる気に満ち、行動に移せるようなエネルギーが湧いてくるのです。

「火事場の馬鹿力」は潜在体力を説明しています。危機的状況により日常には発揮できていない力を使える様子をうたっていますが、ないところに出てきた力ではなく、あるのに普段は使えていない力が発揮されたのです。

この力を「潜在体力」と名付けました。私は、「潜在体力」は今の体力の倍以上あると思っています。

あるのに発揮できない、機能しないようにそれを**邪魔しているものが、小腸に溜まっている宿便**なのです。これが小腸の中にたくさん溜まっていると、「潜在体力」が発揮されにくいのです。

これを引き出す方法は、小腸に溜まっている宿便（胎便を含む）を出すことです。実際に宿便を出してみたら、どれだけ違うかということを体感します。こればかりは、人に聞いても分からないので、ご自分で実行し、体験するしかないのです。

腸の「蠕動運動」は、消化した食べ物を腸が収縮・弛緩（伸びたり縮んだり）をくり返して腸内を移動させ、体外へ排出する動き。蠕動運動が活発であれば、便通はスムーズになり、蠕動運動が低下すると便秘や下痢の原因にもなる。腸の動きは、手足などの筋肉と違い、自分の意志で動かすことはできない。つまり、蠕動運動の働きは、自分の意志ではできない。

◆未知の臓器「小腸」

小腸は直径3～4㎝、長さ6～7ｍ程の肉のホースで、体内で一番長い臓器と言われています。そして、小腸の裏側には動脈・静脈・神経・リンパ管がびっしり張り巡らされています。そういう臓器は他にはありません。小腸の働きは消化吸収だけでなく、体に必要なさまざまなホルモンや血液さえも小腸で製造されるという説もあります。脳へのホルモンも小腸で製造され、脳に提供されることも科学で証明されています。

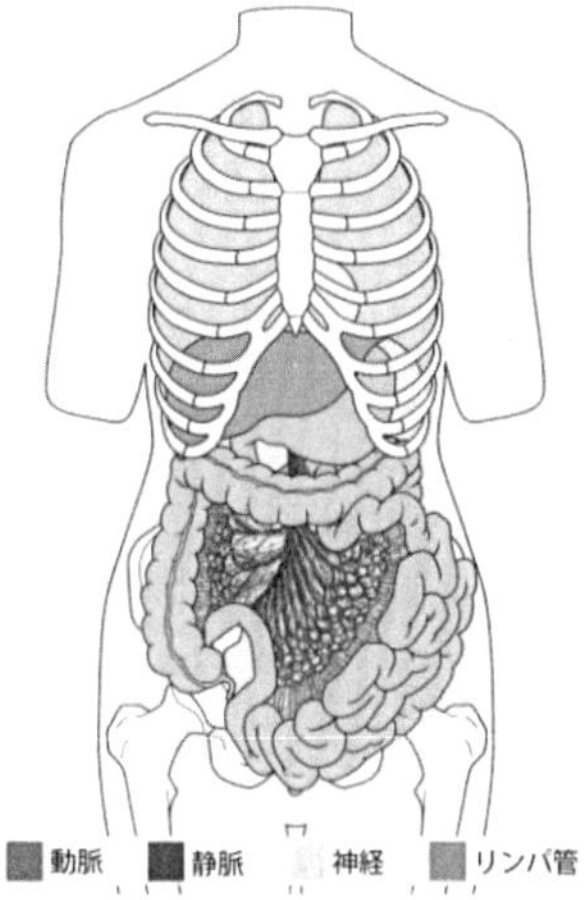

小腸の大きな特徴として、**小腸は脳と直接つながっているということ**があります。例えば、小腸が詰まると、脳の働きが鈍くなったり頭が重くなったりします。さらにひどくなると脳梗塞や脳溢血を起こします。逆に小腸

をきれいにして、生穀物と生野菜中心の食事をすると頭が冴えます。

小腸もみを一度受けるだけでも、頭がすっきりします。

また、パーキンソン症候群のような体の運動機能の障害で通われた方が食事の改善と小腸の機能を回復すると運動機能の回復をすることからも**神経や脳神経、筋肉の大部分が小腸によってコントロールされていると思**われます。

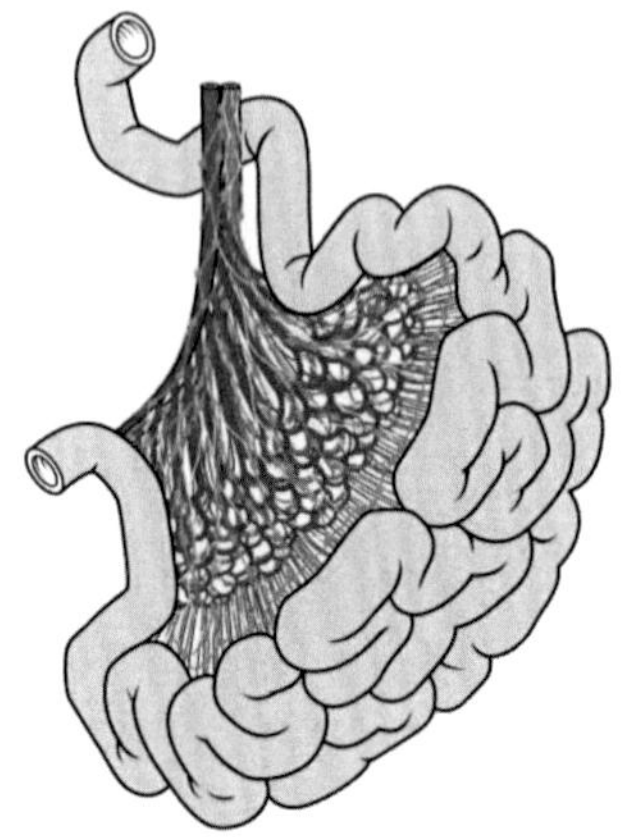

小腸に宿便が溜まっていると蠕動《ぜんどう》運動が鈍くなり、小腸の下に張り巡らされている血管やリンパ管、神経の機能が鈍くなります。冷え性やむくみはそこから来ます。私が腸もみを10〜20分続けると手足を含めて体温が上がり、体全体が温かくなるのをほとんどの方が体感されます。

第1章のまとめ

●現代病はほとんどが宿便から発生する毒素による血液の汚れによって各細胞が侵される病気である。

●人間の体内から癌の細胞を取り出して培養し、それに加熱処理した食物を与える限り、その癌細胞は増殖を続けるが、生の食物を与えるとたちまち死んでしまうという説がある。

●現代栄養学の不明な点のひとつは、生の食物と加熱した食物の区別がないこと。

●宿便が取れていくと食べ物の嗜好が変わる。

●「ヤング式自然療法」を実践すると、「潜在体力」が出てくる。

●体に必要な様々なホルモンや血液も小腸で製造されている。

●神経も大部分が小腸によってコントロールされている。

●小腸が詰まると脳の働きが鈍くなる。

みんなが実践して健康になると…

病院や薬、介護などの医療費の削減

癌、高血圧、糖尿病、精神疾患、あらゆる病気の減少

高齢でも働く人が増えて人手不足の解消

少子化問題の解消

…など、前向きな未来へ♪

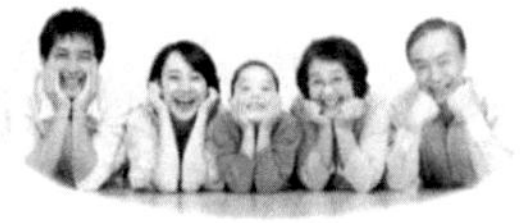

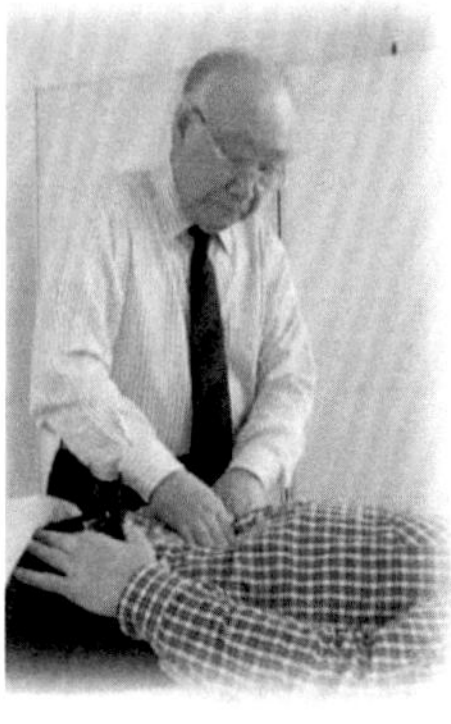

そんな明るい未来のために

本当の健康法を伝え続けます。

何歳からでも変わります。

大丈夫、あなたもできます！

でも、知識で終わらせてはだめです

実際にやるから変わるんです。

by ヤング

第2章　「ヤング式自然療法」

となっています。

◆糖尿病で倒れ、この療法で誰よりも健康に

「ヤング式自然療法」は医師であった祖父が始めた菜食整腸健康法が基となっています。

祖父の病院で病人に施していたのは、石臼で生の玄米と雑穀を粉にしたものと生野菜を中心とした食事を食べさせ、毎日腸をもみ、小腸の宿便を出すために従業員たちが朝から野生のヨモギを取りに行き、それをつぶして絞ったヨモギの汁を水で薄めて数回飲むことで下痢をさせて、腸内の宿便を出すという療法です。

血液をきれいにすることで病人が回復していく過程を小さい頃から目にしてきました。父も後を継いで、たくさんの病人の方を良くしてきました。私の代で三代目となり、１５０年続いています。

祖父も父も健康に携わる仕事をしていた中、私は訳あって未熟児で生ま

れました。小さい頃は体も弱く友達と遊ぶこともできませんでした。いつも頭はぼう〜っとした状態で、自分の言ったことを覚えていられず、あまり楽しい思い出はありません。戦争を体験しながらも食べ物にだけは困らない生活で、甘いものや栄養のあるといわれるものをたくさん食べてきました。

そして28歳で糖尿病となりました。西洋医学では「一生薬を飲み続けるように」と言われましたが、私は祖父と父を見てきたので薬が体に悪いということは知っていたので飲みませんでした。しかし、その療法に関心がわかず、体はどんどん悪くなっていきました。32歳で体も衰弱し仕事で運転もできなくなり、とうとう倒れ、もうダメだ…、というところで、別の国に住んでいた父に電話で相談しました。

「生の野菜と生の穀物をちゃんと食べなさい！どうしてそこまで放っていたんだ！」

電話越しに大きな声で叱られ、やっとこの療法を実践する決意をしました。

そして徹底的に実践して、３か月で糖尿病の症状がほとんどなくなりました。若かったのと薬を飲んでいなかったのが改善を早めました。しかし、今でも足の指の爪に、糖尿病だったころの異常な爪の名残があります。

良くなってからも生穀菜食を続けていくうちに年々頭が冴えて、体力もついてきました。これは、もともと私が持っていた「**潜在体力**」**を発揮することができた**と言えます。

私は米国に60年以上住んでいて、オバマケアでどうしても健康診断を受けろというので79歳の時に受けましたら50代の健康体だと医者に驚かれました。ふつうは70歳を過ぎるとどんどん体力が落ち頭も冴えなくなりますが、生穀菜食のおかげで私は衰えがないので自信を失うということがありません。そしてまだまだやりたいことがあるのです。

私は85歳になった今も毎朝３時に起きて勉強し、日中は腸もみの施術をし、夜眠ると次の日に疲れが残らないのです。80歳の時には天からのご褒美か、人生と志事を共にする美砂子さんと出会い結婚しました。45歳の年の差婚です。私が本当に健康でないと結婚まではしなかったでしょう(笑)

私が特別だからではありません。誰しもが小腸をデトックスして血液がきれいになれば生涯健康に過ごせるのです。健康に年を重ねていくと経験や知恵が増え、先が見えます。私はこの素晴らしい経験をみんなに伝え、みんなが実践し、みんなが健康になったら世界が良い方向へ変わると思います。

20年経っても変わらない

63歳のヤング氏

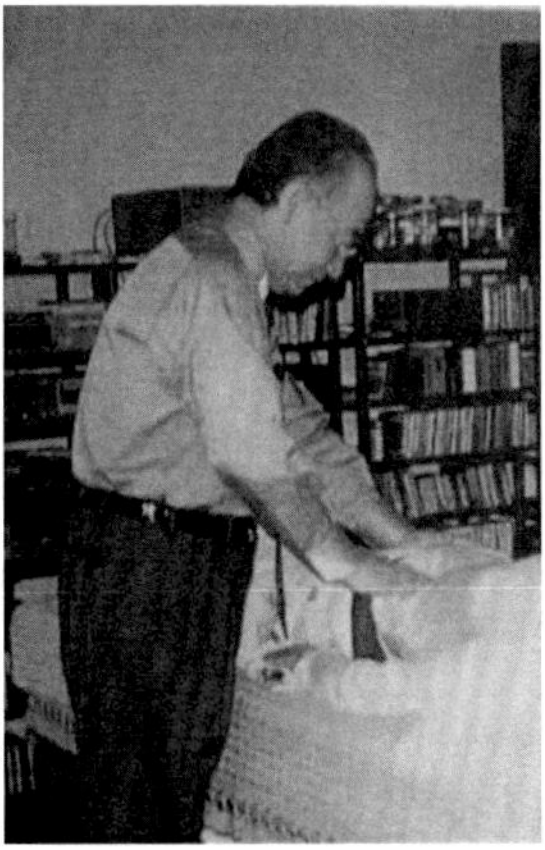

85歳のヤング氏

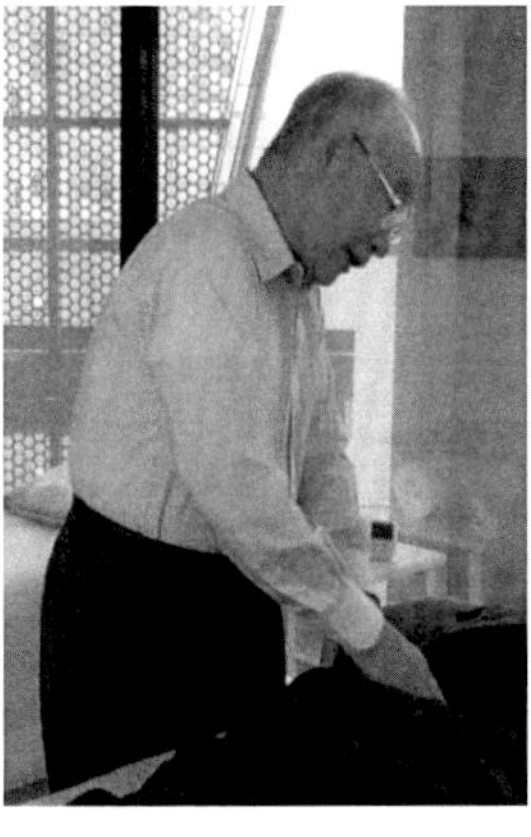

◆小腸デトックス「３つのステップ」

腸をもむだけでも体は少し変わりますが。３つのステップを合わせると血液がきれいになり体質が根本的に変わります。

ステップ①腸をもんで宿便を砕く、腸の機能を活性化する
ステップ②宿便デトックスハーブを飲んで宿便を洗い出す
ステップ③体に最適な栄養で腸に溜まりにくい「生穀菜食」に変える

腸もみだけでも足りないし、食事を変えるだけでも足りないし、宿便デトックスハーブだけでも足りないのです。３つのステップを合わせると効果的に腸のデトックスが行われ血液がきれいになり、細胞が元気になります。細胞が元気になると本来の機能を取り戻していきます。

◆腸もみで正常な腸へ

なぜ、腸もみをするかといえば、腸壁にこびりついている宿便を押して分散させ、宿便を出しやすくするためです。長年宿便を溜めていると腸は伸びたり膨らんだりしていますので腸をもんで正常な状態へ縮ませます。

宿便が溜まると腸は硬くなり蠕動運動も鈍くなりますので外部から腸をもんで腸が動くよう補助します。腸があまり動かない人でも腸を40分程もむと、その後も2～3時間、蠕動運動が活発に続きます。**小腸の裏には動脈・静脈・神経・リンパ管が数えきれないほどついていて、もむことによりそれらを刺激し活発に機能させます。体全体の循環も良くなり、冷え性の人でも手足がポカポカし、体の軽さを実感します。**

腸もみは飽食の時代を生きる私たちの、腸をきれいにするために必要な施術だと思っています。もみ方によりますが、腸をもむことによる副作用は見たこともありませんし、聞いたこともありません。むやみに力を入れてもむのではありません。この点は非常に重要なので習いに来てください。（腸を手術した人、腹筋が破けて腸が出ている人は癒されるまで待つほうが良いです）

◆排水管の汚れのように腸も汚れていく⁉

小腸の消化吸収の際に、腸壁に未消化物が薄くついていき、さらにその上に重なっていくのを繰り返し腸内が細くなっていきます。そしてその腸壁についた未消化物は腸内で腐敗を繰り返し毒素も出します。その毒素を含んだ栄養を腸壁は吸収し血液にその毒素が混じります。汚れた血液が流れる血管も少しずつ詰まっていき、小腸がしっかり詰まると脳の血管が破裂して脳溢血など脳の異常が起こります。脳の血管がしっかり詰まると脳梗塞で、脳血管が切れると脳出血です。心臓の血管が詰まると心筋梗塞や心不全で死亡したりします。

腸内は直径3～4㎝ほどの太さがあり、未消化物が完全に詰まることや腸が破裂することはほとんどありませんが、腸壁にいっぱい宿便が付くので栄養の吸収力が落ちます。吸収されるとしても毒素も併せて吸収されます。

あなたの年齢と同じ建物の下水道の排水管があるとしましょう。長年掃除をせず、使い続ければ排水管の壁には相当の汚れが積み重なっていきます。同様に小腸の消化吸収の際に、腸壁に未消化物が薄くついていき、さらにその上に重なっていくのを繰り返し腸内が細くなっていきます。

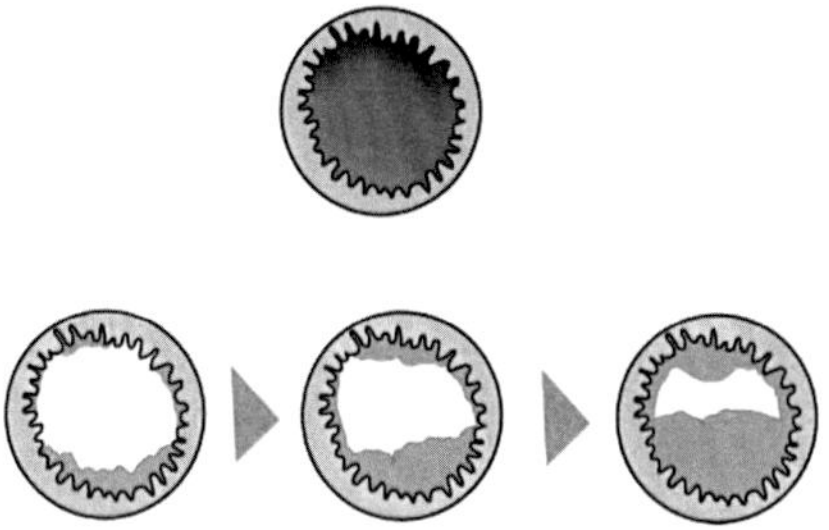

今まで食べ続けた、もともと人間の体に合わない肉・魚・揚げ物などの消化過程で発生する未消化物と毒素が、小腸に「宿便」としてへばりつくのです。

小腸が汚れていたら、良い栄養をとっていても、その栄養を小腸が吸収する際に汚れた小腸壁の不純物も血液に入り栄養と共に吸収され、体中に運ばれます。その小腸壁の不純物は猛毒で、その汚れは全部あなたの血液に吸収されるのです。

まずは、**小腸をキレイにしなくてはなりません。**その上で良い物を入れていったら変わります。**生の穀物や生野菜だけなら腸に溜まらずスムーズに便として出ます。**

◆小腸デトックス　宿便の出し方

私たちが食べた動物性食品、加熱した穀物・野菜などは実は人間の体に合わないという事実はあまり知られていません。人間の体に合わない食事をすると、一部は排泄されますが一部は小腸に溜まり、その量が年齢とともに蓄積されていき小腸はところどころ膨らみ、次頁の「異常な小腸」の図のようになります。

膨らんだ小腸は蠕動運動がうまくできなくなり、機能が衰えます。ここまで来るとだいぶ体力がなくなり、体全体がだるくなり元気もわきません。肩こり、腰痛、冷え性や頭が鈍くなるなどの不調も出てきます。

この膨らんでいるところを押すと異様な硬さがあり、痛みを感じます。長年腸壁にこびりついた汚れは古くなって毒が強くなり、炎症が起こり、押すと痛いのです。これを何とか排泄させないといけないので、ここを上から指で押し溜まっている宿便を壊し、分散させます。そして、生の穀物の皮や何種類かの薬草を入れて作った「宿便デトックスハーブ」を飲んで宿便を出します。

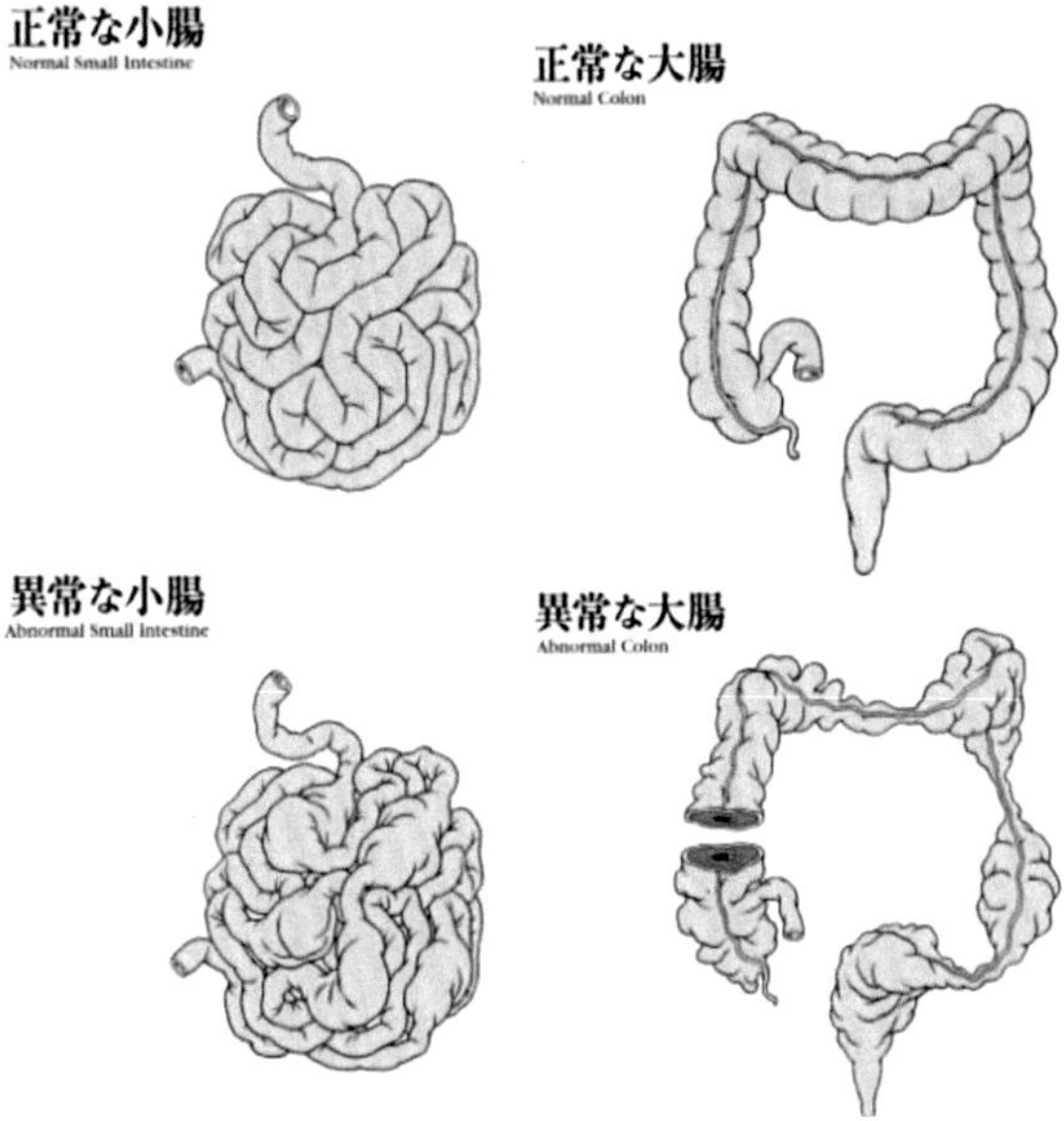

これを飲むと一日３～４回、人によっては５～６回、宿便が出ます。ただ、高齢者は、毎日５～６回便を出すと、体力が落ちるので、量を調整して３回ぐらいの排泄を目指していただきます。

そして、**宿便を出した後に、さらにもんで、膨らんだ小腸を元の大きさに戻す**必要があるのです。一度膨らんだ小腸は自力では縮まりません。元に戻すには、良い栄養（生穀物と生野菜）を摂りながら腸をもんで刺激を与えるしかありません。

腸を揉んで
腸の機能を回復する

「蠕動運動の回復」
「宿便を砕き排出を促す」
「変形した腸をもとに戻す」
「小腸の裏の血管・神経・リンパ管を刺激して循環がよくなる」

異常な胃と大腸・小腸の図

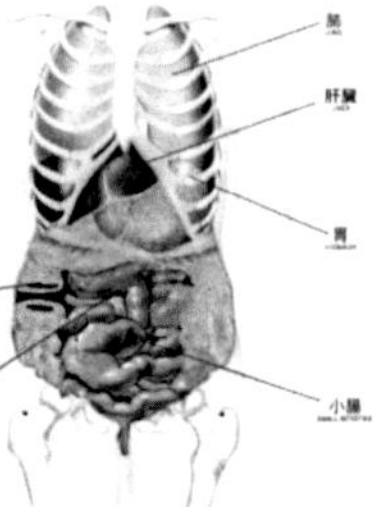

私のクライアントの中に、1年たっても未だに、1日3〜4回宿便を出している方もたくさんいます。これが普通なのです。簡単に宿便が出ると謳う広告をみて、宿便が簡単に出ると思っていたとすれば、それが大間違いです。

宿便をどんどん出して行っても、また溜め込んでいっては効果がありません。それには、今まで食べていた肉・魚や火を通したものを食べると、また腸の中に溜まりますから、今度は生穀物、生野菜中心の食事を続けます。生穀菜食ですと食べた物のほとんどが、3日以内に便として出てくれますから、宿便は溜まらなくなっていきます。こういう方は、3か月で体の変化を感じ、そして1年ぐらい経

3つのステップであなたの体は変わります！

①ヤング式小腸もみを受ける

便秘・ガス腹・肩こり・腰痛・頭痛・不眠を手放す

②宿便取りハーブで腸を洗い出す

長年の便秘・体のだるさ・物忘れを手放し、
判断力・決断力・直感力の向上

③生の野菜と生の穀物中心の食事

アトピー・膠原病・パーキンソン病などの難病、
長年の不調・痛みからの解放、底力・潜在体力の向上

つと、ほとんどの宿便が出ます。

こうして、血液がどんどんきれいになり、細胞が健康になっていき病気や症状が消えていきます。

腸もみ単独では、それほど宿便は出ません。ですから、この三拍子が揃わないと効果は薄いです。私は50年間この三拍子の重要性を説いてきました。ところが日本の弟子の一部は宿便を出すことを言わず腸を揉むだけのところが多いのは残念です。

◆宿便デトックスハーブについて

長年クライアントの腸を揉んでいますが、なかなか小腸内の宿便をしっかり出すことは難しく、腸もみと食事だけでは根本的な改善までかなりの時間がかかってしまいます。祖父の代では生のヨモギをつぶして絞って、水で薄めて飲んで下痢をさせるという方法をとっていましたが、もっと良い下剤はないかとずっと研究しています。現在腸揉みの前後に飲んでもらっている「宿便デトックスハーブ」は、小腸内に長く溜まっている宿便と絡んで、体からスムーズに出るのを促します。私がたくさんの下剤を試し、小腸をきれいにするのに一番効果を感じたものです。

一日に少なくとも一回の排便が起きますが、量や回数を調整して、一日3～4回以上の排便を目標に飲んでください。この製品は、消化器系（小腸および大腸）の解毒に役立ちます。私たちが推奨する「宿便デトックスハーブと」生穀物「スーパーgrain」は、ヤング式小腸ヨガサロンの会員にご案内しております。

◆生穀菜食〜火を通さない食べ方

腸を汚さない、負担をかけない食事、いつまでも細胞に張りのある体を保てる食事は、生の穀物と生野菜と生水中心の食事です。

最近はローフード「Ｒａｗ（生の）Ｆｏｏｄ（食べ物）」という生野菜と生の果物が中心の食事法も広がってきましたが私はそれでは栄養不足になると思います。穀物を生で摂ることが抜けているのと果物をたくさん食べるので長く続けている方を見るとみんなガリガリに痩せているのです。

私が提唱する食事法は穀物と野菜を加熱せずに食べること、果物はできるだけ摂らないこと、ナッツ・植物性でも油はなるべく控えること、酸味のあるお酢やかんきつ類、トマトも腸を弱くするので摂りません。そして、お水は加熱していない生の水を飲みます。食べ物に火を通したら、栄養分が全部破壊され、質が変わってしまい体に合わないものになります。これは、焼くでも煮るでも同じです。

みなさんは、ご飯、ラーメン、パン、スパゲティーなど、毎日のように食べますが、加熱した穀物はとても腸に溜まりやすいです。

揚げ物、肉、魚がおいしいと感じるのは長年食べ続けてきて、舌と腸が慣れていて中毒になっているのです。腸の汚れを作るのは、主に「肉・魚・卵・乳製品などの動物性食品、加熱した穀類や野菜」です。

穀物を生で食べる一例

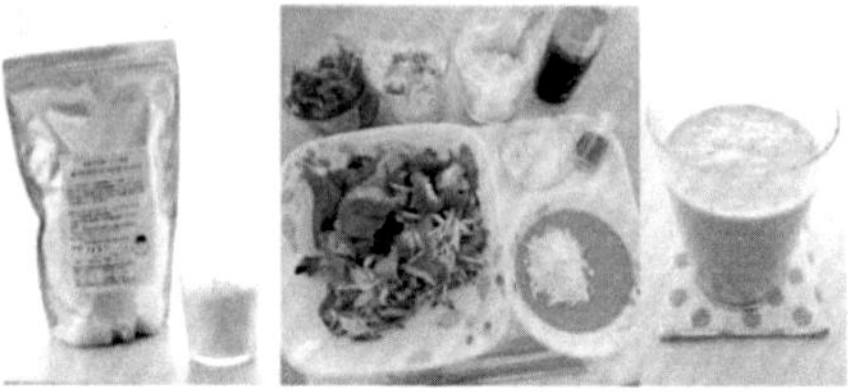

野菜スムージーに混ぜる。

「酢・酸味の強い野菜や果物・砂糖・薬・添加物」は腸を弱くします。「甘い物・果物の糖分や発酵食品」は腸の汚れの腐敗（腸内毒素の発生）を促します。

また、伝統的な日本食がいいと思う方もいます。でも、巷の高齢者をみてみると、その多くの方が病気を持ち、病院に通っています。本当に日本食が良かったら、どうして高齢になると病気になったり、調子が悪くなるのでしょう？

今の日本では、病院には高齢者が大変多いですし、高齢者にかかる医療費の多さをみてもわかります。さらには電車に乗っても、街に出ても元気で健康そうな老人の割合が少ないと思います。

◆生穀菜食は健康寿命が延びる食事

生野菜だけだと、低体温になるのではないか？　タンパク質が取れないではないか？と思う方もいると思います。

肉や魚を摂らないので、動物性たんぱく質は体に入りません。生野菜だけでは、確かにタンパク質は足りなくなります。「**ヤング式自然療法**」では、生野菜だけではなく、**生穀物のパウダー**も一緒に摂ります。そこから**植物性たんぱく質は十分摂れます**。

穀物に含まれるたんぱく質は、生で摂ることにより細胞のハリや機能を保つよう、しっかり働いてくれます。周りに生の穀物を食べている方がほとんどいないので想像しにくいのですが、食べ続けている私をはじめ、クライアントやそのご家族を見ると年齢より若々しい肌と筋肉が残っています。

これは長年食べ続けないと実感できないので、ぜひ日々の食事に生の穀物を取り入れてみてください。

体が喜ぶ食事とは？

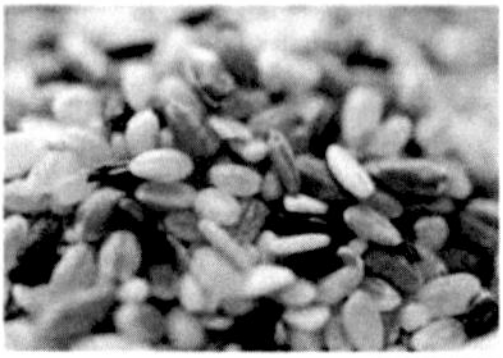

生の穀物

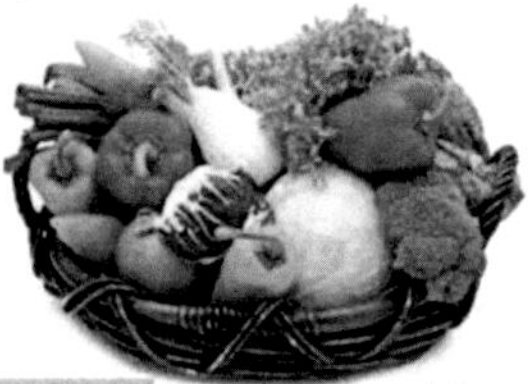

生の野菜

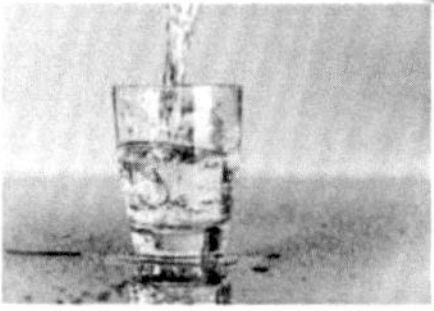

加熱してない水

　私は32歳の時に糖尿病がひどくなって倒れた時から生穀菜食中心の食事を50年以上食べてきました。実際には１日の８割は生野菜と生穀物の食事で、その他に野菜のスープや日によっては蕎麦やパスタもベジタリアンの範囲で食べています。それで今85歳を過ぎましたが、体調ものすごく良くて、頭も冴えています。

　生の穀物には体にふさわしい栄養が含まれていて、継続して食べることで腸や骨組み、筋肉が強くなります。生穀菜食を提唱している私が85歳を超えても弾力のある肌と筋肉を保ち、**疲れ知らずの体を維持しているのは生の穀物と新鮮な生野菜の食事を続けているおかげ**です。

穀物は通常加熱して食しますが、加熱することで栄養は変質します。生で食べることで数値では少量ですが、体にとっては良質のたんぱく質やミネラルを補うことができます。ただし、腸が汚れたままですと栄養と一緒に腸の汚れを吸収してしまうのと、吸収力が弱いままなので、腸の掃除（小腸もみと宿便デトックスハーブ）を合わせて行うことが必要です。

1年間しっかり**「ヤング式自然療法」**を実践すると不調や病気はなくなります。不調や病気を良くしたい方は個別で食事指導を受けることを推奨します。

これからの時代は70〜80歳、もしかしたら90歳まで働かないといけない時代になります。それには健康で体力がないと働けません。歳をとって病気して働けなくなって収入がないと、どれだけ悲惨になるのか、想像してみてください。

その準備を高齢になってから始めようとしたら、大変です。だから皆さんは、一歳でも若い時から、宿便を出して生穀菜食の食事と水をきちんと摂ってほしいのです。そうすると、90歳になっても元気で働けることになります。

◆まずは、食事の半分を変える

特に重い病気があるわけではない方が、いきなり私のような食習慣に直していくには抵抗があると思います。**最初から１００％は難しいので、50％から始めてみてください。それでもだいぶ変わります。**そうすると、これは嘘ではないということが分かります。

生穀菜食は、美味しくないのではないか？　果たして、こんなものを食べて人間は生きられるのか？と疑いを持つ人もいます。**だから何よりも体験が必要**なのです。まずは、騙されたつもりで、半分だけやってみてください。自分の体で実感することができます。そうすると、この方法が間違いないと思えます。そのうち嗜好も変わり生穀菜食が美味しいと思うようになります。また幾日か食べないと体が欲します。

そうして体や調子が良くなったら、生のものの割合を増やして、火を通したものを減らしてください。そうすると、病気することのない、体力がなくて困ることのない、そして、頭が冴えていい仕事ができるようになります。それにより、応用力も付き、更なるアイディアが湧いてきます。

まずは50%取り入れてみましょう！

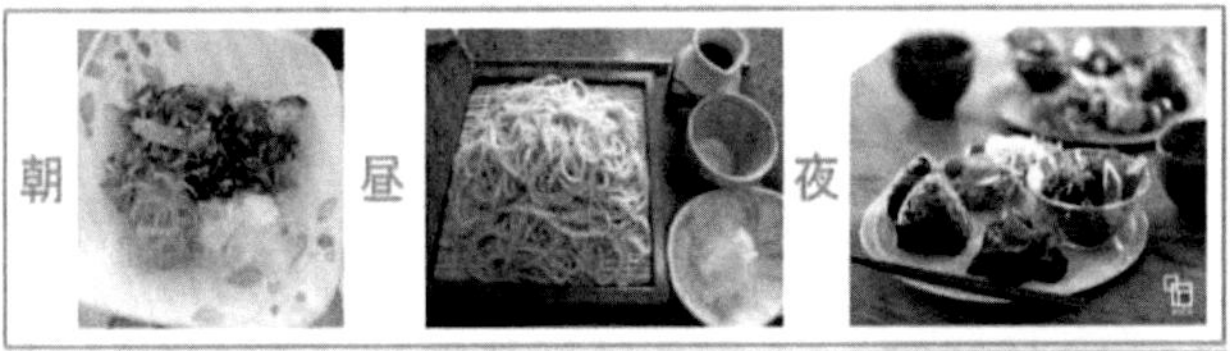

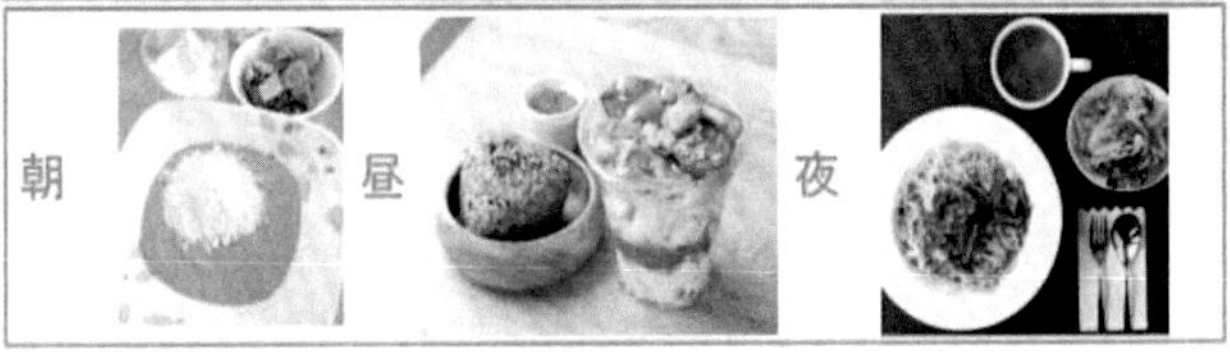

100%取り入れたら腸が変わる！血液が変わる！体が変わる！

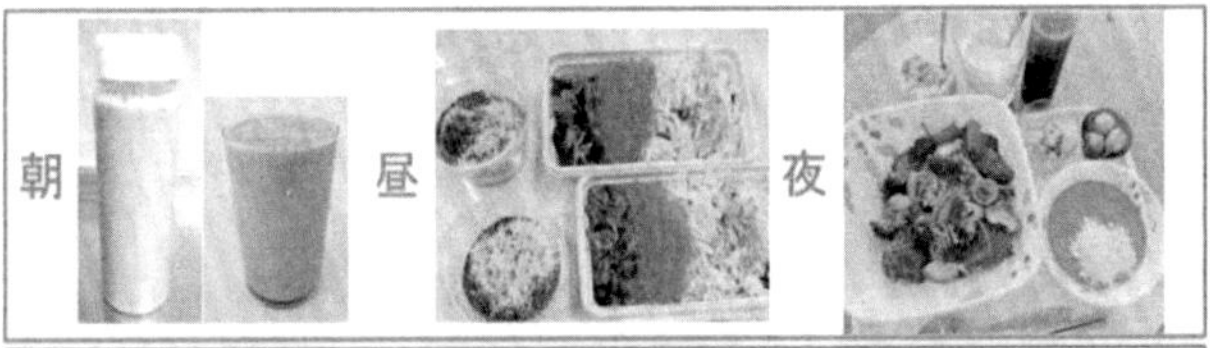

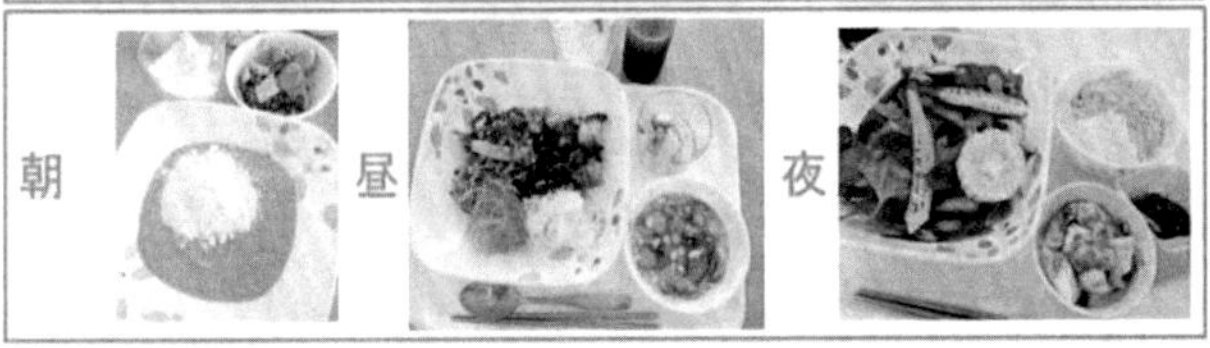

◆腸から見ると体に良くない食べ物

健康情報で体に良いとされているものも避けたほうが良いものがたくさんあります。それは50年間クライアントと向き合いながら得た経験からきており、体調の改善を遅れさせるので極力取らないことをお勧めしています。

好きなものをいくらか食べていいといっても、上記の「腸をきれいにする期間控える食べ物」は、できるだけ避け、量を少なくして下さい。

【腸をきれいにする期間控える食べ物】
1.動物性食品全般(肉・魚・魚介類・加工品)・卵・玉子・加熱した油(揚げ物)・添加物・スナック菓子・菓子類
2.火を通した穀物(ごはん、パン、パスタ、うどん、そば等)・野菜・豆・豆製品
3.果物・トマト・酢・酒類 ・砂糖・人工甘味料
4.油脂類。動物性脂や乳製品・植物性油・ナッツ類。

日本では魚を良く食べます。魚は健康に良いだろうと皆さん安心して食べますが、腸内では腐敗して肉と同じように猛

毒を発生しますので腸をきれいにする期間はできるだけ控えてください。

酢や酸味の強いものは腸を弱くします。健康に良いと酢を飲む方もいますが、昔から酢は細胞を溶かすと知られています。硬い肉に酢を振って柔らかくしたり、酢に卵を殻ごとつけると数日で殻が解けたりします。酢や酸味の強いものは腸を弱くするというのは経験から得た知識です。

果物は生で食べれば酵素もとれるし健康的だと思われますが、私の経験からすると最も悪いものだと感じます。長年果物を食べている方は筋肉や肌の弾力がなくなりガリガリに痩せて、腸を触ると硬く、あまり機能していないような感じを受けます。トマトは野菜の一種と人間が決めただけで、腸にとっては果物と同じ部類です。

私のクライアントの中に、大分調子が良くなったので、もう大丈夫だろうと自分で判断して、果物やトマト、イチゴやリンゴなどを食べ始めた方がいました。すると、直ぐに体調が悪くなってしまいました。

口が喜ぶ食事　＝腸を汚しやすい

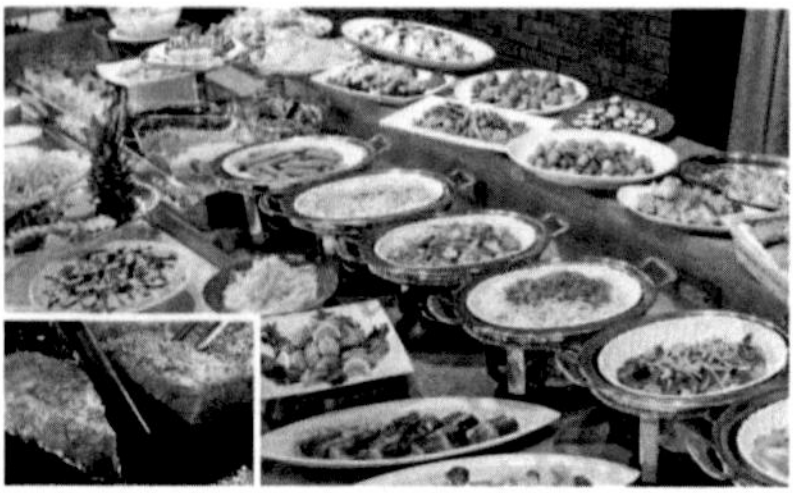

肉・魚・卵・揚げ物・乳製品・甘いもの・加工品など

理由を聞いたら、「みんなはリンゴは健康にいいと言うのに、リンゴが健康に悪いと言うのはヤング先生だけ…。これだけ良くなったから、少し食べてもいいんじゃないかと思って食べた」というのです。

それで結果はというと、やっぱりダメでした。科学的な研究はまだありませんが、私の経験からして、本当によくなりたかったら、お勧めしない食べ物です。

見た目で病気とわかるクライアントも、「ヤング式自然療法」を正しく実践して、1年過ぎたら見違えるような健康的な見た目になっていきます。**正しく実践を続けられた方に良くならなかった方がいないのです。**

私は皆さんに本当のことをお知らせしようと思って、「果物は食べない方がいいですよ」と申し上げているのです。

10年20年30年後と、将来のご自分の健康を考えるのであれば、止めた方がいいと思います。私は果物を食べないし、肉も魚も食べません。私は50年以上食べていませんが全然問題ないです。

逆に、食べなかったから健康を維持できていると思っています。

◆「お腹がすいたら食べる」のがベストのタイミング

食べるタイミングにどれがいいかは、基本的にありません。**お腹が空いたら食べます。**お腹が空いているので、おいしいし、たくさん食べられます。**寝る前には食べません。どうしても食べたければ、極力少量にすること**です。

お腹が空いてもいないのに、時間だから食べるのは、避けていただきたいです。どうしても私たちは、朝昼晩と3食食べようとします。お腹が空いてもいないのに、時間通り食べるというのが大きな間違いです。

というのは、どれだけ食べたのかという「量」、どういうものを食べたのかという「質」、それと食事と食事の「間隔」が関係します。それによってお腹の空き具合が全部違うはずです。私たちの体は機械ではないので、朝7時、昼12時、夜7時などというように、決まった時間でお腹が空く様にはできていません。例えば、朝食を少し多めに食べたら。消化に時間がかかります。

お腹がしっかり空くまで待ってから食べるのをお勧めします。お昼の時間が決まっているなら、朝は野菜たっぷりのスムージーくらいにしておくと、消化も良くお腹が軽いので午前中の仕事もはかどり、お昼ごろにはお腹も空くでしょう。時間ではなくお腹に意識を向けてみてください。

私の場合は朝3時に起き、5時まで2時間程一生懸命勉強して、それから水を1ℓぐらい飲みます。多めの水を一気に飲むことで腸を洗い出します。30分くらい椅子に座って勉強し、今度は自分の腸を揉みます。私は宿便デトックスハーブは飲みませんが、これらをやると午前中に1〜3回の排便があります。7時頃、野菜スムージーに生穀物粉を混ぜて沢山食べます。日中は施術が続き食事の時間が取れないときは野菜のスムージーを飲むだけの時もあります。時間がゆっくり取れるときは生穀菜食ランチを食べます。間食はせず、お腹が減ったら水を飲みます。夕方は生野菜のサラダに生穀物の粉をかけたものと野菜のスープを食べます。空腹で食べると何を食べても美味しいのです。そして夜は10時〜11時頃就寝して、また3時に起きます。寝る時間は短いのですが深く眠れて疲れも残りません。

◆お酒やタバコが自然と欲しくなくなる！

お酒とタバコには依存性があります。

ところが腸に溜まった宿便を出すと、**お酒の量が次第に減り、**不思議と、お酒がそれほど美味しいとは感じず、体が要求しなくなっていきます。**浴びるほど飲んでいたという方も生穀物と生野菜の食事に50％でも変えていくと少量のお酒で満足するようになり大変喜びます。**

タバコが体に大きな害があることは、周知の事実ですが、今までは、タバコを吸うと煙の中のニコチンなど毒素成分が肺に入って、癌を誘発させるというような論理が展開しています。私はこの議論には、とても重要なポイントが抜けていると思っています。

タバコを吸うと、煙の中のニコチン等が唾液に混ざります。その毒素が含まれた**唾液を吐きながら、**タバコを吸う人は見たことがありません。唾液を何事も無かったかのように、いつも通りに全部飲み込みます。ここを指摘する人はいません。これが煙以上に体に悪いのです。

さらに、そのニコチンが含まれた唾液は、胃を通って腸に入り、腸が吸収して血液に入ります。血液がニコチンによって汚れます。それが細胞の一つ一つに入り、体全体に回ります。そして細胞に悪い影響を与えます。癌をはじめとしていろんな現代病というのは、血液を通して入っていった毒によって細胞が傷つく病気なのです。

ですから、タバコを吸っても吸わなくても肺癌になる率は別に変わらないというのは当たり前の話になります。ただ、肺癌にならなくても、他の部位の癌になるか、色々な不調が起こります。

クライアントの中に「タバコは死んでもやめられない」と言っていた女性がいましたが、2週間もたたないうちにやめていました（笑）。食事を変え、腸の宿便が取れていき、体がタバコを受け付けなくなったのです。

◆ガリガリに痩せるのではなく良い肉がつく

巷のコマーシャルの中には、「宿便が取れると痩せる！」と謳うものもあります。**「ヤング式自然療法」**も確かに、腸全体に溜まっていた5kg以上の宿便が順次出ていきますから、その分体重は減りますが、ただ痩せるのとは違います。

実は、体の重さを感じる方には細胞が膨れた状態の方が多いのです。細胞一つ一つが膨らんでいる状態です。

内臓の細胞も一つ一つ膨らみ、加熱食を食べているので消化の過程で大量のガスが発生して、お腹の内部がパンパンになっていきます。膨らんで大きくなった内臓器官がお互い狭い場所で押しあい、その結果、機能が落ちてしまいます。ですから**「ヤング式自然療法」は、世間の痩身、脂肪を燃焼させる、除去するなどとはそもそも違う**のです。その人の本来の持っている細胞を元のサイズに戻す、締まるということなのです。根本の細胞が締まるから体が締まってスリムになるのです。

「ヤング式自然療法」を始めてすぐは余計な水分や老廃物、宿便が出るので体重が減り、もともと痩せている方や高齢の方は一見、しぼんだようにも見えますが、続けていると小腸がきれいになり吸収力が良くなるので、生穀菜食の栄養で質の良い肉が付きます。やせ型の人なら一度痩せますが、しばらくすると弾力のある肉が付き、血色がよくなり体力も出てきます。そして1年もすると、全く別人のように変わります。

小腸や宿便のことを知らないで断食などをしても、宿便を出すことはできません。「病気の原因が宿便だ！」と言って、断食くらいで宿便が出ると思っていたとしたら大きな間違いです。半断食、本断食でも確かに黒いタール便なども出ますが、あれは氷山の一角です。本当に宿便を出そうと思ったら、食事を生穀菜食に変えて、腸の蠕動運動を回復するよう腸もみをして外から刺激しながら、腸全体の壁に長年こびりついている宿便を排泄する宿便デトックスハーブを飲んで一年以上かかります。腸がきれいになると血液が自ずときれいになり、不調や病気も自然に消えていきます。

◆宿便が出るとセルフコントロールできるようになる

数日だけでも宿便が出始めると、少し体調が良くなります。そうするともう少し続けてみよう、もっと良くなりたい！とモチベーションも高まり、**不思議なことにセルフコントロールができる**ようになっていきます。

せっかく良くなってきたから、血液を汚す食事を減らしてみたり、家の中を整理整頓してみたくなったりと腸をきれいにしだすと環境まできれいにしたくなります。

宿便が溜まっていると、頭がボーッとしてセルフコントロールができなくなるのです。

第2章のまとめ

●宿便を完全に出すには、一日3～4回毎日出しても一年くらいかかる。

●宿便が出始めると、不思議なことにセルフコントロールができるようになってくる。

●腸もみ、生穀菜食、宿便デトックスハーブの3点セットが重要。

●トマト。果物はできるだけ摂らないこと。

●生穀菜食を50％取り入れるだけでも体は変わる。

●「ヤング式自然療法」を正しく実践して、良くならなかった方はいない。

●お酒やタバコが自然に欲しくなくなっていく。

◆ベジタリアンやビーガンとの違い

ベジタリアンとかビーガンと呼ばれる人たちが、世界中にたくさんいます。彼らは野菜中心の食事ですが、その程度には個人差があって、肉類は食べないけど、卵や乳製品は食べるという人もいます。そして火を通した玄米や、スティムライス（蒸したご飯）、豆、豆製品を良く食べます。加熱した穀類や豆は腸内に溜まりやすく、お腹の張る原因にもなります。

「ヤング式自然療法」の推奨する生穀菜食とベジタリアンやビーガンとの違いは、穀物や野菜を生で食べること、飲み物も加熱していない水を飲むこと。トマトや果物、酢を避けることです。加熱すると栄養が変質してしまう点と加熱すると腸内に留まりやすくなり、いくら植物性の食事でも宿便が発生して血液を汚します。

また「ヤング式自然療法」では食事を変えながら「腸を揉んで宿便を出す」ことをします。すでに溜まった宿便や弱った腸は食事を変えるだけでは変わらないのです。

サロンには断食、ファスティング、玄米菜食、マクロビオティック、その他の食事療法を続けてきたお客様が来ますが、実際にお腹を触ると宿便が残っているのです。

この食事ではたんぱく質不足になるのではと心配される方もいますが、肉や魚、卵などから摂る動物性タンパク質は実は私たちの体に合いません。植物性タンパク質、すなわち生の穀物や生野菜から摂った植物性タンパク質のほうが弾力のある質の良い肉や筋肉が付きます。

ベジタリアンやビーガンの方はたんぱく源に大豆や小麦の加熱したたんぱく質を摂りますが、それも生の穀物や生の野菜のたんぱく質よりも劣ります。

第3章　実践者の声

◆自然の摂理

「ヤング式自然療法」を実践するクライアントには不調や現代病の原因を伝え、その原因を除去するよう指導し、本人が続けることで良くなっていきます。

不調や病気になるには必ず原因があります。そして、その原因のほとんどが日々の食事・心の持ち方・生活習慣です。しかし、多くの治療は病気の原因を知らないで施されます。体の不調の原因を知らないで施すので結果が良くないのは当然です。宿便を出し、細胞が喜ぶ食事をし、血液をきれいにすることで、不調や病気が良くなっていきます。

私たちはその具体的な方法を教え実践をサポートするにすぎません。食べることも出すことも、本人がやる気がないと続きません。体も変わりません。ここでは実践して体を自分で変えた方たちの一例を載せておきます。

◆生穀菜食でバストもヒップもアップ！

（４０代　女性）

３人のお子さんがいるこの方は、胸やお尻が少したるんできたのが気になっていました。健康意識が高くヤング式小腸もみの研修を受けながら生穀菜食を取り入れて２～３か月しましたら、バストやヒップが上向きに上がった！と大変喜んでいました。

◆20年来のアトピーがもうすぐ完治！

（５０代　女性）

もともととても肌がきれいだったのに20代後半の頃から重度のアトピーに悩まされているというこの方は、常に掻きむしるので皮膚も黒く眉毛もない状態、体温調整ができず夏でも全身が寒くて真夏でも長袖を着ていました。常に掻きむしるので彼女のいたところは皮膚の粉が舞って床が白くなるくらいでした。

ヤング式の腸もみを毎週2～3回受けに来られ、食事も生穀物と生野菜中心で頑張って3か月経過した頃、毎年春は体調が悪くなり1週間以上は会社を休んでいたのが今年は休むことはなかったと嬉しい報告がありました。

しかし、ゴールデンウィークと秋の連休で旦那さんのご両親との食事会があり断れずに寿司を食べに行ったら2回とも体調を崩しました。アトピーが悪化しジュクジュクのひどい状態になって会社も休みました。体に悪い食事をしなければ良くなるという自信がついてきたころでしたので、油断してしまったのです。そうすると、いろいろ食べだして体調を崩すというのは時々あります。そうして自分の体にはやっぱり合わないものなんだと認識することとなります。

8か月経った夏頃には、変な寒さがなくなり半袖を20年ぶりに着られたと喜んでいました。

1年経った今、顔は50代に思えない毛穴のない弾力のある肌に変わりました。もともと細めだったのと食事を徹底していたのではじめは痩せましたが、今では弾力のある肉が腕や頬につきました。これは生穀物と生野菜の少量ながらも良質なたんぱく質のおかげだと思います。首と腕の黒ずみが若干残っている程度でかゆみは全くなくなりました。腸が活性化したことで冷え性がなくなり冬になってもそんなに寒くなくなったと大変喜んでいます。まだ腸をもむと痛くて気持ち悪いところがあるのを本人も自覚しているので、その滞りが取れて皮膚も全部きれいになるまでしっかり続けたいとのことです。

この方は、基本に沿って、肉魚も食べない、果物も食べないで、できるだけ生穀物と生野菜を食べています。この方は本当に徹底的にやりました。だから、どんどん変わっていきました。

◆社長に返り咲いた72歳の会長

（７０代　男性）

肝硬変もかなり進んで顔が黒くなって体調が悪く、何か良い方法がないかと探されていました。ヤング先生に出会って腸をもんでハーブを飲んだ夜、下痢状の宿便が朝方まで何度も出ました。でも下痢で何度も出た割には体が軽くつらくない、今まで痛くて上がらなかった腕が問題なく上げられることに驚き、もっと体が良くなるまでこの療法をやることを決心しました。まだまだ働きたいのに体がついていかず会社経営も息子に任せ、会長になって体の回復に努めていましたが、８か月経過した頃、もともとあったエネルギッシュさを取り戻しました。その後、息子を専務に戻して、社長として会社に戻り、会長と兼任しました。その方は91歳まで天寿を全うされました。

◆1か月で、体重６kg減、さまざまな不調が消えた！

（４０代　女性）

以前から同年齢の人と比較して老化が激しいと感じており、このままではいずれ病気になるか、体調不良でより良い人生が送れないと思っていました。**冷え、朝起きるのが苦手、お腹が張っている、体が重く歩くのが面倒、駅の階段を上るとふとともがだるく心臓がバクバクする、手足がむくんでだるい、便秘で顔の肌荒れやシワ・手足顔に痒い発疹ある、物忘れが**

激しい、集中力がない、姿勢が悪い、腰痛 背痛、いつも疲れてだるいので時間があれば寝てばかりいる、がんこな便秘などの症状がありました。自分の体臭が時々気になり、寝室が臭く感じることもありました。

YouTubeでヤング先生を知り、すぐ予約をして翌日から通い、以後は一週間に1回通うごとに2回の腸もみを受け、自宅ではヤング先生の手の動きを自分なりに真似して少しずつお腹をもみました。宿便デトックスハーブを飲み、食事は生野菜、生穀物、生水に変えました。

実践三日目にして最初の排便があり、頭痛がやっと消え、同時に便秘の度に現れる顔のブツブツが消えました。1か月経つ頃には、体重6kg減で体が軽く、お腹が出っ張らなく、姿勢が良くなり、睡眠時間が4時間でも目覚めが良く、日中に眠くならないようになりました。

ある日、ホテルで食事をしたら、即、元の便秘体質に戻ってしまいました。外で食事をすると、元の便秘体質に戻ってしまいます。そこで、職場には体質改善中で食事制限があるので一切外食に参加できないことをはっきり伝えるなど生野菜生穀物生活を実践できる環境を整えました。

2か月経った頃、またさらに1キロ減でお腹の皮膚はつまめるが、生穀物の粉を食べているせいかたるみはないので嬉しいです。足にできていた赤い発疹の痒みが全くなくなりました。今後はこの食事方法で健康になれ、病院に行くこともないだろうから保険も解約しました。元の食事に戻すと便秘も戻るのでこれからも続けます。ヤング先生、美砂子さん、今後ともご指導のほど　どうぞよろしくお願い致します。

◆手の関節炎や顎関節症も腸で改善

ヤング式小腸ヨガ大和八木サロン　車谷　則子

私は生野菜、生穀物、生水、玄米ごはん少々の食事とデトックスハーブで宿便を排泄するという方法を1週間続けたところ体重が2kg減り、その2週間後にまた1kg減りました。もともと細身ですが、宿便が出たことで宿便が出たから体重が減ったのです。

10日間実践し、11日目に2食は生野菜と生穀物を食べ、1食は好きなものを食べて、間食にガトーショコラ　パイ、アイスクリームといった甘いものを食べました。

すると…、次の日の朝、ベッドから起き上がり手を動かすと右手の中指と薬指の関節が痛く両手全体に浮腫もありました。知らないうちに痛みがとれていても気づかず、また痛みが出て思い出しました。他にも、私は胃腸の調子が悪くなったり疲れたりすると顎関節症が酷くなります。これも食事を戻すと症状がキツく出ました。関節痛は甘いものを止めると治るということですが、実際に自分の体で実感し、とても納得出来ました。

◆お通じが大量に出てきたことに驚きました！

ヤング式小腸ヨガ白金サロン　堀内　拓也

お腹をマッサージとして触られることはこれまでありませんでしたが、全体的に優しくも力強い施術ですごく気持ちよく、途中から眠ってしまったくらいです。施術後はなんともいえない心地よさがあり、体全体がポカポカして、すごく身体が軽くなった実感がありました。そして何よりそれから2回3回と施術を受けていくうちに、宿便が大量に出てきたことに驚きました。現実的に自分の身体から宿便が本当に出てきたことに衝撃を受けました。

それからは、できるだけ生野菜食や生穀物食を取り入れた生活に切り替えて、腸もみも定期的に受けることを決め現在も継続中です。

現在は施術を受ける前と比べて、毎日身体がまるで全身マッサージを受けた直後のように軽い状態がずっと続いている感覚があります。宿便が完全に身体から出ていくまでに最低でも10か月以上かかるということですので、まだまだこれでも宿便が取りきれていないと考えるとこれから宿便がちゃんと出切った時が楽しみでなりません。

お通じもほぼ1日1回あるくらいだったものが、現在では多い時で1日3回もお通じが出るようになったのも大きな変化でした。

何をするのにも健康が1番ですので、これからも身体を大事にしていきたいですし、どんどん周りの方にも紹介していきたいなと思っています。

◆3歳の息子に効果てきめんでした！

ヤング式小腸ヨガサロン　アルバ（江戸川区）　外間　雅美

自分のためにと始めた小腸もみですが、これは副作用もなく良いと思い、2～3日に1回しか排便のない3歳の息子に試してみました。

3歳といえば遊びたい盛りなので、大人しくお腹をもませてくれる訳もなく、コチョコチョ遊びにお腹をもんでいる程度だったのですが、やってみてビックリ！

なんと2日目ぐらいから毎日ウンチするようになりました。しかも、ウンチの時はかなり力まないと出なく、時には出血する事もあったのですが、今ではなくなりました！

保育園の先生からも、「おっきいウンチ出ましたよ！」と言われて、本人も得意顔になっています！（笑）

◆奇跡！大腸癌が消えた！

ヤング式小腸ヨガひだまりサロン　長谷川　恵美

実は昨年（2019年）9月に大腸ポリープが見つかって、内視鏡でペタンと貼り付いたポリープを手術で除去して頂き、10日程で退院でき、ほっとしていたところ、病理の検査で「癌が浸透しています。大腸癌です！まだ初期段階なので大腸を少し切り除く簡単な手術で済みます」と言われました。

手術をするのは当然と覚悟していたのですが…。そんな中、ヤング先生の腸活セミナーに誘われて、ちょうど開催日が11月の私の誕生日で何かピンと来て参加させて頂きました。

実は兄も小腸を手術して結局は原因不明で4年前に亡くなり、そんなこともあって腸にとても関心を持っていましたので、詳しく勉強したいと思い、ヤング先生に腸揉みの施術をして頂きました。とっても心地よく気持ちが良い施術でした。少し痛いと感じた部分は宿便が溜まってそこが炎症をおこしている部分だとお聞きし、また、その宿便はお母さんのお腹にいる時から溜まり続けているとのことにびっくり！驚きました。

「ヤング式自然療法」は、先ずは腸もみで宿便を分散させて、自然の薬草穀物の皮などを成分とするデトックスハーブで宿便を排出さるとともに、身体に良い食事に変えるというシンプルなものです。

とりあえず手術を何か月延ばせるか？主治医の先生に相談してみると、今年の２月までと言われ、とりあえずその期間、頑張ってヤング式を取り入れてみようと思いました。やっていくうちに、とても理にかなっていると感じ、自分の身体の変化を実感してヤング先生の学びが間違いないこと確信して、手術をすることに違和感を覚え、手術しない選択をしました。

ありがたいことに沢山の方々に心配して頂き、手術をする事を勧められました。それは当然です。人それぞれ考え方が違って、手術をして安心出来る人はそれで良いと思いましたが、「私は手術すると自分自身が後悔する。人のせいには絶対したくない」と思い、手術をしない決断をしました。

そして４月20日にＣＴ検査と血液検査をして頂き、病院に結果を聞きに行くと、**何とＣＴ検査も血液検査でも癌が見つからない**とのこと。

やった！

ヤング式に出会えたことに感謝です。コロナで悩まされているこの時期にこそ、免疫力を高め、毒素などがデトックス出来るこの施術を１５０年の歴史あるヤング式施術を沢山の方に知らせてあげたい！と強く思いました。

今後、癌患者の方のケアをするアピアランスケア協会にも携わることになった私です。そのケアにも私の経験が活かせたらと燃えています。人間には自然治癒力が備わっているんです！　私たちは素晴らしいんです。コロナなんかに負けないで、強くたくましく生きていきましょう！

ヤング先生は YouTube に、沢山の動画をアップしておられますので、興味のある方は是非検索してみて下さい！

◆15年来の背中の痛みが軽くなり、薬も減らせた！

ヤング式小腸ヨガ自然療法士　福岡県　E・M

ヤング式自然療法士の養成講座から認定講座までの約1か月間の間で私自身の体も大きく変化いたしました。まず3日間の養成講座で15年前に車にはねられて以来、背中に痛みを抱えていましたが研修で何度も腸もみを受ける中で痛みが軽くなっていくことに驚きました。また、交通事故の後遺症、心臓の持病などから、毎日10錠以上の薬を飲みながら毎日過ごしておりました。何度か医者にも、「薬を減らしたい」とたずねてみましたが、「あなたの心臓、大動脈、血管、血液の状態を見たら、増やすことはあっても減らすことは出来ません」と、はっきり言われていました。

養成講座終了後、意を決して、医者に内緒で薬を半分に減らしました。生穀物を食し、腸もみを週一回のペースで行った結果、認定講座終了後の血液検査の数値に大きく変化が出ていました。私自身は、薬を半分にした上で、前回と同じ数値なら上々という気持ちでしたが、その数値は驚く程良くなっており、全てが基準内に入っていました。

日常生活においても、寝起き・寝付き・体の痛みなど、以前より調子が良いなと感じていましたので、数値も悪くないんじゃないかと思っていましたが、期待を大きく上回る結果が出ました。

人の持つ自然治癒力を高め、「潜在体力」を発揮することが可能になる自然療法。まだまだ入り口かもしれませんが、自分自身の体で実感することが出来ました。今は、さらに薬の量を減らして様子を見ています。

今後は私自身のこの経験をもとに、多くの方にこの療法を伝えていきたいと思っております。

※今回掲載いたしました「実践者の声」のような事例は50年の間で山ほどあります。

第４章　参考レシピ例

食事アドバイスを担当しています、ヤング美砂子です！

食と健康について小さい頃より関心があり、20 年前より様々な食事法や自然療法に触れ、たくさんの先生方にお会いしてきましたが、その中でもヤング先生は特に健康そうな見た目と、1 日中立ちながら腸もみの施術をしてもお元気そうなお姿にこの健康法は他と違う！と感じました。

4 年前に結婚して夫婦として生活を共にしていますが朝から晩まで元気だなと笑ってしまいます。みんながこんなに健康になれたら世界はもっとハッピーだ♪という思いで活動しています。食事療法は質素で味気なく続けにくいと認識されていますが、工夫をすれば美味しいレシピがたくさん生まれます。皆さんが「ヤング式自然療法」を続けやすいようお食事面でのアドバイスや料理教室をサロンでしていますのでぜひご利用ください。

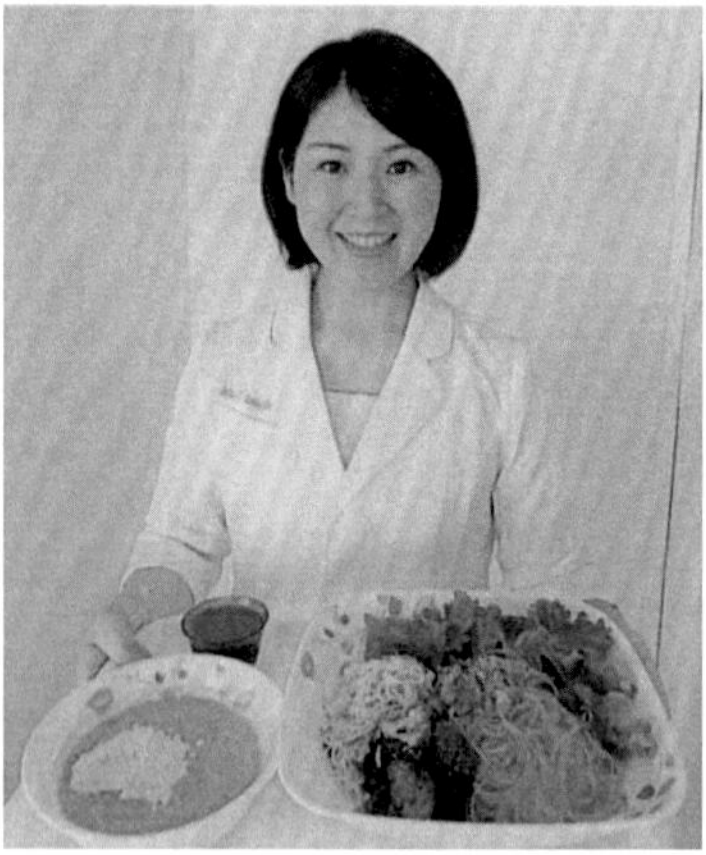

ホームページではもっとたくさんのお料理を紹介しています。是非、参考になさってください。

YOUNG'S RAW FOOD [生穀菜食は最高の健腸食❤]

生野菜も生穀物もスムージーも一口30回は噛みましょう♪

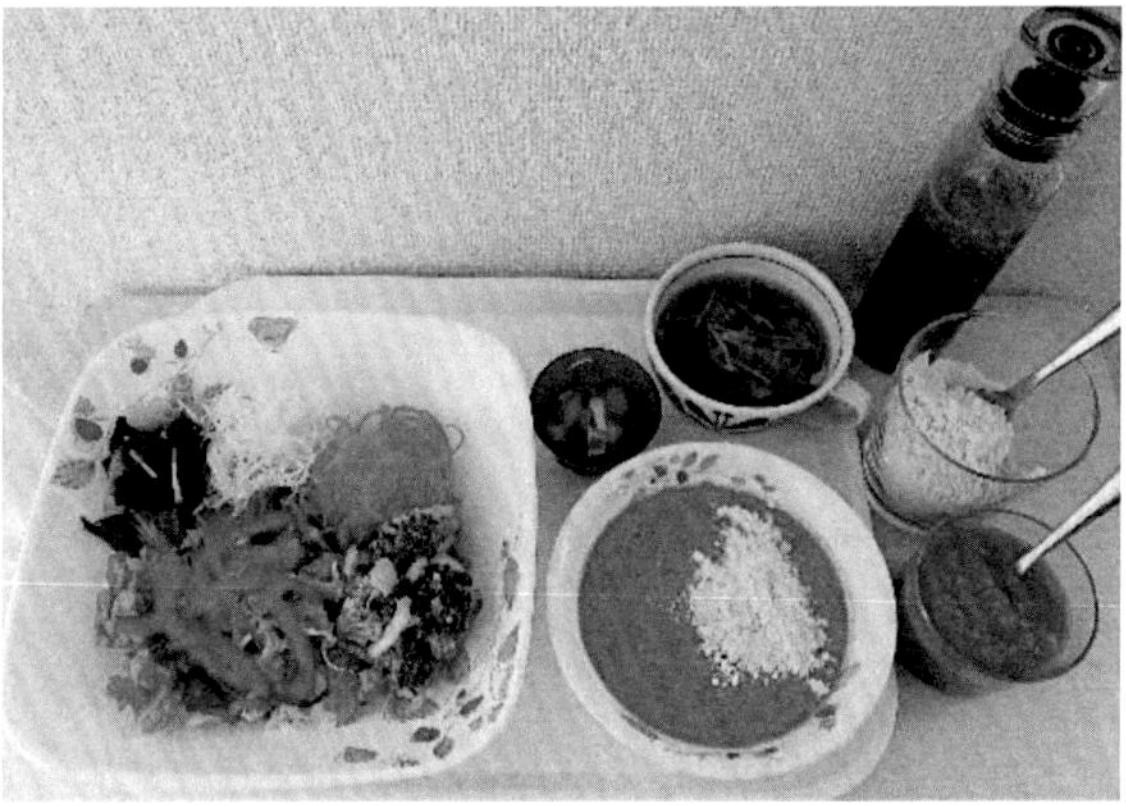

生ブロッコリーのサラダ

ブロッコリー	1/2株
キャベツ、またはケール	1枚
アボカド	中1個
塩	適量
カレー粉などのスパイス	適量

ブロッコリーとキャベツを粗めにカットしてビニール袋に入れる。塩とスパイス（ガーリックパウダーやカレー粉など）を加えてしっかりした味をつける。袋ごと少しもむ。アボカドを加えて混ぜる。

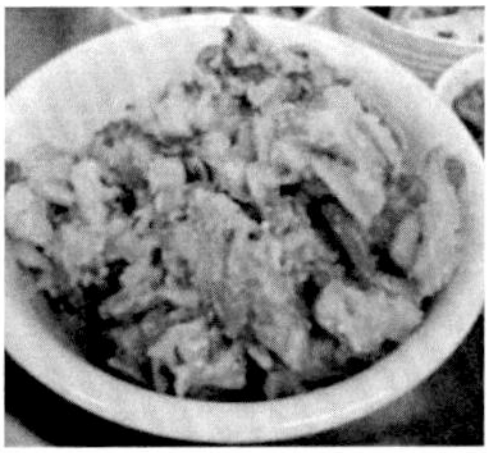

ねばねばめかぶ漬け

きゅうりや大根、切れ端野菜　5㎝
乾燥めかぶ　適量
塩　少々

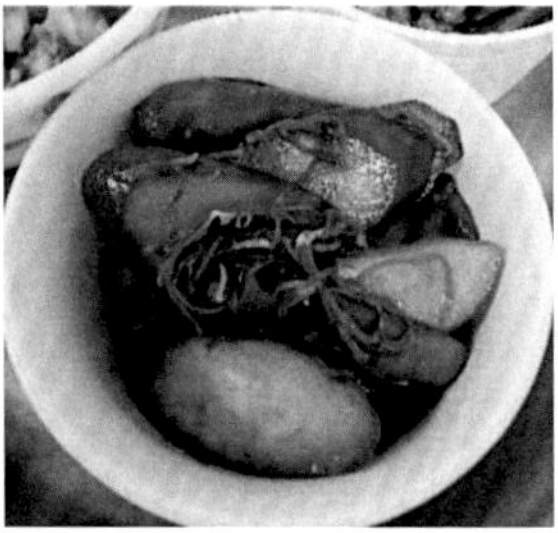

カットした野菜を袋に入れて、めかぶと塩を適量和えて袋の空気を抜いて 10 分ほど置いてなじませる。

天日干しひじきの胡麻和え

天日干しひじき　5ｇ
野菜（青菜やニンジン）　適量
千切り生姜　少々
すりごま・塩・しょうゆ・輪切り唐辛子

ひじきを水で戻して水気を絞る。野菜はスライスして袋に入れて少し塩を振る。ひじきと千切り生姜を加えてすりごま・塩・醤油で味を調える。天日干しひじきのかわりに乾燥わかめでも良いです。

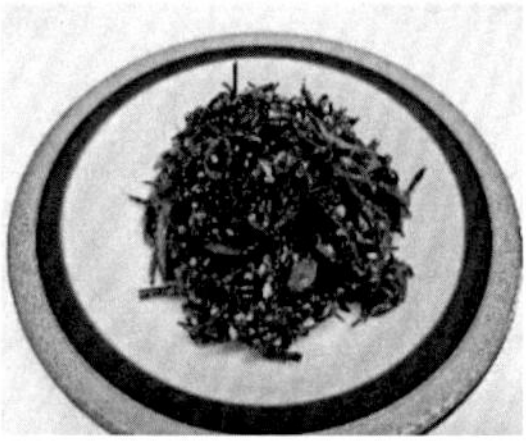

YOUNG'S オイルドレッシング

サラダが苦手でも美味しくたっぷり食べられますよ♪

醤油　100ｇ

太白胡麻油かアマニ油　20ｇ

すりごま　5ｇ

ガーリックパウダー　少々

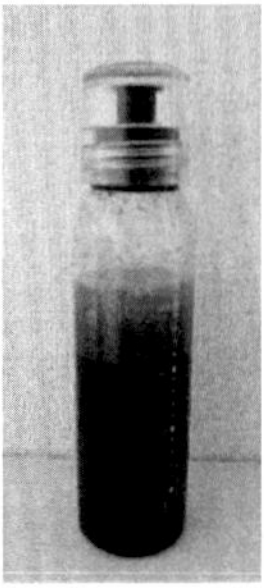

容器に入れて混ぜる。輪切り唐辛子やカレー粉を加えるのもおすすめ。油は低温圧搾のものを選びましょう。

YOUNG'S 野菜ドレッシング

油・お酢なしでもコクのある！野菜ベースのドレッシング

人参	100ｇ	水	50ｇ
セロリ	40ｇ	醤油	30ｇ
新玉ねぎ	40ｇ	麦味噌または米みそ	10ｇ
生姜	5ｇ	すりごま（白）	5ｇ

野菜をざく切りにする。ミキサーに水としょうゆと半分の野菜を加えて撹拌する。残りの野菜と味噌、ごまを加えてなめらかになるまで撹拌する。器に移す。新玉ねぎがない場合は玉ねぎで。玉ねぎが辛い場合はスライスして５分ほど水にさらしてザルで水を切ってから加える。冷蔵庫で保存し二日程度で使い切ってください。

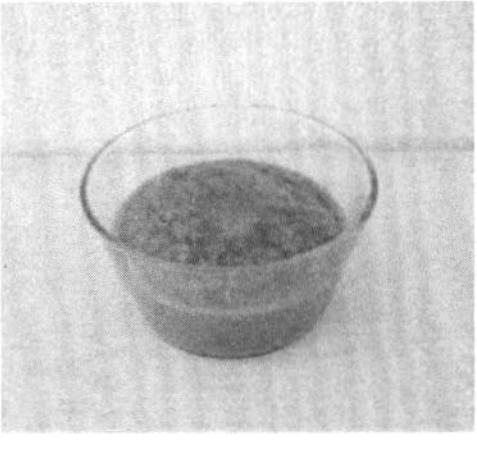

美味しく生穀物粉を食べるレシピ①

YOUNG'S 野菜スムージー（２食分）

緑の野菜	50～100ｇ
冷凍コーン(非加熱)	250ｇ
水	200ｇ
スーパーgrain（生穀物粉）大サジ	3～5

冷凍コーンは常温に１時間置くか冷蔵庫に移して解凍しておく。緑の野菜とコーンと水をミキサーで滑らかになるまで撹拌する。器に移して生穀物粉を混ぜる。緑の野菜はケール・小松菜・ほうれん草・セロリ・パセリ・春菊など旬のものを。(冷たいのが好みなら冷凍コーンを解凍せず、３ 回に分けて加えながら撹拌する)

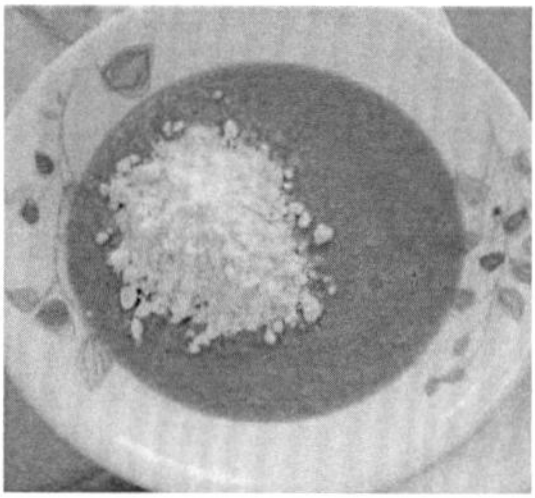

（加熱）毒だしオニオンスープ

切干大根	10ｇ	水	1ℓ
玉ねぎ	300ｇ	塩	3ｇ
えのき	100ｇ	しょうゆ	適量

切干大根や玉ねぎは動物性のデトックスを促します。しょうゆ以外の材料を鍋に入れて、３０分ほど煮ます。しょうゆを適量加えて味を調え、なじむまで煮ます。にんにくを少量スライスして入れてもコクがでて美味しいです。

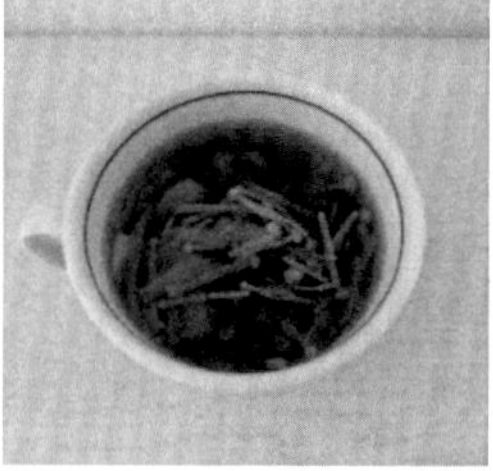

美味しく生穀物粉を食べるレシピ②

サラダにミックスする！

サラダ

ドレッシング　適量

スーパーgrain（生穀物粉）　　大サジ　1～2

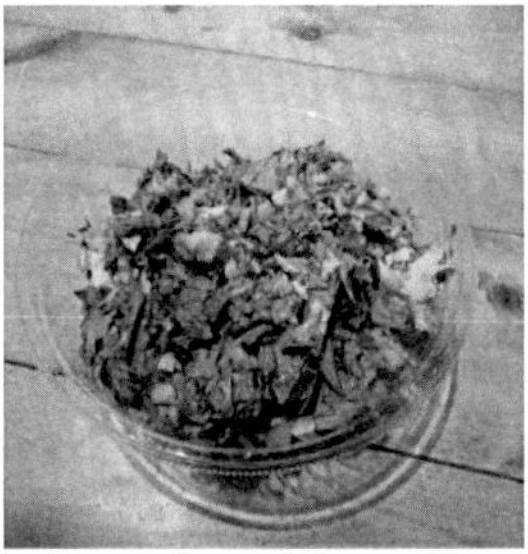

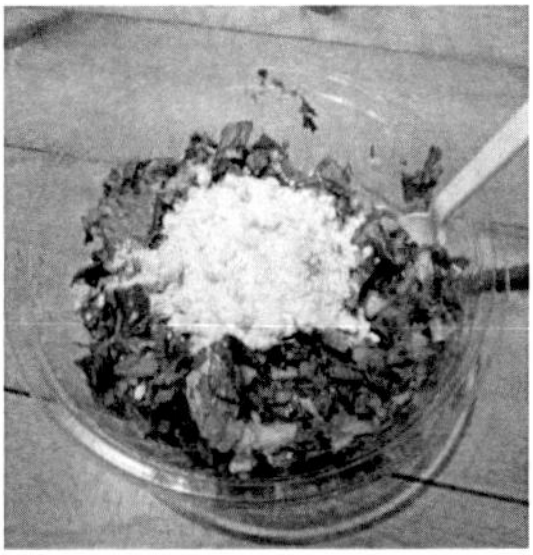

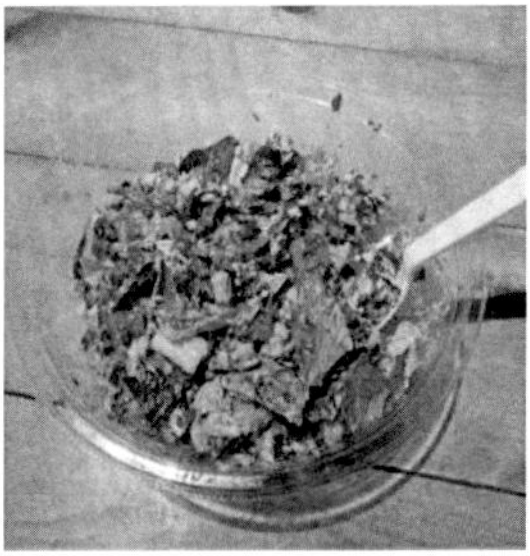

サラダにドレッシングをあえてから生穀物の粉を和えて食べるとシーザーサラダのようになります。ボリュームもアップします。

おわりに

私の仕事は自然療法士です。米国に60年以上住みながら、台湾や香港、韓国、日本からも呼ばれ、難病や病気に悩む方々のサポートを続けてきました。どこの国でもどんな病気でも腸もみと食事改善でクライアントの自然治癒力を高める（血液をきれいにする）ことで、病気や不調がだんだんとなくなっていくのを目の当たりにしてきました。

日本に初めて来たのは40年も前のことですが、「腸もみ」という言葉もなければ「腸をもむ」ということに理解を示す治療家はいませんでした。ここ数年で日本でも腸に対しての関心もとても高くなってきているのを感じます。ＮＨＫでも小腸を特集されるようになりました。腸についての書籍も続々と出され、「腸もみ」「腸セラピー」「腸マッサージ」のサロンもあちこちにできています。

実は、20年前に日本でも必要だと頼まれ、二人にこの療法を教えたのですが、そこから派生したものは私の広めたかったものとはかけ離れてしまい、４年前に日本に来た時に、正しい腸もみ、正しい食事を再度伝えたいという思いが生まれました。

実は「腸をもめば良くなる」のではないのです。**「血液をきれいにする」**ことが真の目的です。

まずは血液を汚しているものが何かがわからないと説明が理解できません。まず血液を汚す最初の原因は間違った食事です。「生の穀物、生の野菜、加熱していない水」を摂って生きていたら腸は汚れません。加熱していないものは自然と栄養を吸収後、きちんと排泄されます。

しかし、人間はより美味しく食べようとするので火を使い加工します。野菜や穀物でも加熱すると腸に溜まりやすくなります。さらに肉や魚、卵や乳製品などの動物性食品は腸内で溜まっている間に有害な毒素を発生します。その毒素が栄養素と一緒に小腸から吸収され血液に入り、血液が汚れるのです。その血液が各細胞に運ばれ弱いところから侵されます。そして不調や病気となるのです。

この血液の汚れの原因を取り去ると、不調や病気がなくなっていくのを50年以上見てきました。どんな不調、病気でも例外なく同じように良くなります。

ただ腸をもむだけでも少し体は変わります。しかし長年の不調や病気までは良くならないのです。ここがちゃんと広まっておらず、ただのリラクゼーションや便秘解消のための腸もみで終わってしまうのです。

あなたの周りに、あなたの不調や病気の原因を説明してくれる人はいますか？　その原因を取り除く最適な方法を指導しサポートをするのが全国のヤング式小腸ヨガサロンです。

最初はサポートのもと、小腸デトックスと食事改善をして血液をきれいにし、体が変わったら、ご自身で維持していきます。

病気を治すものは病院でも、医者でも、薬でもありません。**条件を整えれば体は勝手に良くなる**のです。でもその方法をあなたは知らないし正しく実践するためのサポートが始めは必要です。

また長年溜めてきた宿便の毒素で起こる不調や病気はそう簡単に良くなるわけではありません。早い人で半年、難病と呼ばれる方はしっかり実践して1年以上はかかります。体は少しずつ変わります。そしてその間に好転反応と言われる、一見症状が悪化したように見えることもあります。体は良くなる過程で体の奥の毒が出るときに頭痛や肩こり、腰痛、痛みや発熱、精神の落ち込み等が出てくることがあります。食事が今までと違うので食事へのストレスや不安、以前食べていた時のものを食べてしまい体調を崩されることもあります。そういう時にこそヤング式小腸ヨガサロンを頼っていただきたいのです

しっかり小腸もみを受けて、宿便を早く出すことがつらい時期を乗り切るコツです。

ほとんどの病気の原因は血液の汚れからくるものなので、癌も膠原病も小さい不調も実践することは同じです。良くなった後も実践を続けると「潜在体力」が出てきて、**病気になる前より体が元気になります。それが私の目指す本当のゴール**です。

私自身も50年間、生穀菜食の食事を続け85歳となりましたが、毎日働い

ていますし、年々知識欲も増しています。周りの同年代に聞くような体の痛みもなく、夜しっかり睡眠をとると翌朝には疲れがとれているのです。この療法の真偽は、私と会って頂けると良くわかります。

「聖書」には、「わたしは全地のおもてにある種をもつすべての草と、種のある実を結ぶすべての木とをあなたがたに与える。これはあなたがたの食物となるであろう」とあります。私たちは、正しい心を持ち、生野菜・生穀物を食べ、沸騰させない水を飲んでいれば、健康に生きていけるのです。心のことについては、別の機会に書きたいと思います。

本書に記している内容は、私が人間の小腸を触って50年、毎日10人近くの腸をもみながら得た体験・知識を基にしています。ここには、医療に関する方たちも初めて触れる理論もあります。これらのことは、私も人の腸をもんでみなければ解らなかったことです。共同研究をしたい方はご連絡を頂ければと思います。

最後に、本書の作成にあたり協力頂いた、ヤング式小腸ヨガサロンオーナー・ナチュラルセラピストの皆様、妻の美砂子、アドバイス頂いた藤山守重氏、出版社の釣部人裕氏に心より感謝申しあげます。
本書を、亡き両親と祖父に捧げたいと思います。

楊　仙友（Young Senyu）

【本書についてのお問い合わせ先】
ヤング式小腸もみ 麻布十番
〒106-0045　東京都港区麻布十番 1 丁目 10-3
　　　　　　　　モンテプラザ麻布 602
　　　　　　　　　電話：090-2524-6930
　　　　　　　　　メール：happytummy.mc@outlook.jp
　　　　　　　　　H　P：http//www.shochomomi.com

著者プロフィール

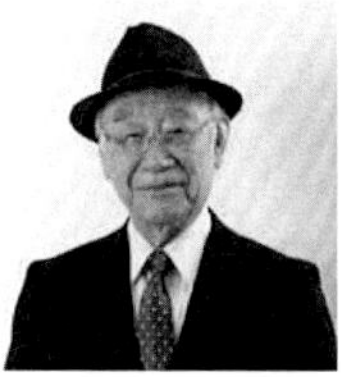

楊仙友（ヨウセンユウ）（Young Senyu）
腸もみ創始者・神学博士、一般社団法人 日本小腸ヨガ協会会長。1935 年生まれ。米国籍。香港、ロスアンジェルス、ハワイ、台湾、日本などで、財界、政界の著名人に施術を行う。現在も東京都麻布十番サロンで施術を行う。

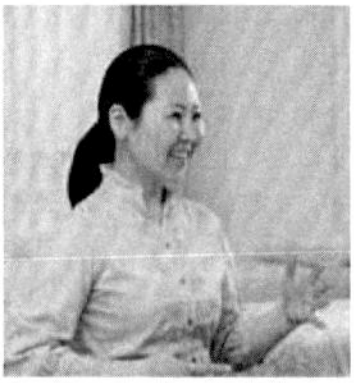

千葉美砂子(Young Misako)
ヤング式小腸もみ後継者、栄養士、 健腸食研究家。20 年前より、病人の為の食事作りや講義を受けて実践と勉強。マクロビオティック・玄米菜食・自然療法・断食等の健康法に触れる。ヤング式自然療法を広める活動をしている。

「ヤング式自然療法」
小腸デトックスで腸活～腸の宿便とりで潜在体力を上げる～

2020 年 5 月 20 日　初版第 1 刷発行
2021 年 4 月 28 日　初版第 3 刷発行
2022 年 5 月 20 日　2 版第 1 刷発行
2023 年 6 月 2 日　2 版第 2 刷発行
2024 年 7 月 8 日　3 版第 1 刷発行
2024 年 10 月 10 日　3 版第 2 刷発行

著　者　楊　仙友　(Young Senyu)
発行者　釣部人裕
発行所　万代宝書房
〒176-0002 東京都練馬区桜台 1 丁目 6 番 9 号
渡辺ビル 102
電話 080-3916-9383　FAX 03-6883-0791
ホームページ：https://bandaihoshobo.com
メール：info@bandaihoshobo.com
印刷・製本　日藤印刷株式会社

落丁本・乱丁本は小社でお取替え致します。

ISBN　978-4-910064-18-5　C0047

装丁・デザイン／伝堂弓月